CALLBOY STEVE

Meinem Schutzengel Harald verdanke ich all das, »wo und was« ich heute bin, wäre er mit seiner bedingungslosen Hilfsbereitschaft nicht immer hinter mir gestanden, würde ich heute wahrscheinlich nicht mehr unter den Lebenden sein.

ICH DANKE DIR SO SEHR FÜR ALLES!

Steve Ross & Anna Maria Gluth

CALLBOY STEVE

Die Autobiographie einer männlichen Hure

Schwarzkopf & Schwarzkopf

INHALT

Erstes Kapitel
MEIN ERSTES MAL
Seite 7

Zweites Kapitel
HINTEN GESCHLOSSEN
Seite 13

Drittes Kapitel
DIE BESTE NUMMER MEINES LEBENS
Seite 23

Viertes Kapitel
LEHRZEIT IN AMSTERDAM
Seite 39

Fünftes Kapitel
CALLBOY IN DER PROVINZ
Seite 55

Sechstes Kapitel
IN DER HIGH SOCIETY
Seite 73

Siebtes Kapitel
KOKAIN BEIM GRUPPENSEX
Seite 93

Achtes Kapitel
TREUE HURE MEINER KIRCHE
Seite 107

Neuntes Kapitel
DIE DOKTORSPIELE DER MEDIZINER
Seite 125

Zehntes Kapitel
DER ANWALT ALS FREUND UND LOVER
Seite 141

Elftes Kapitel
MEINE PROFI-FUSSBALLER: SCHÖN UND VERLOGEN
Seite 161

Zwölftes Kapitel
DEM HIMMEL SO NAH: MEINE PILOTEN
Seite 179

Dreizehntes Kapitel
DAS ENDE MEINER CALLBOY-KARRIERE
Seite 191

ERSTES KAPITEL

MEIN ERSTES MAL

Manchmal, meist in den frühen Morgenstunden, wenn ich neben meinem schlafenden Freund liege, wundert es mich, dass ich so fröhlich bin. Als dreijähriger Junge vom Liebhaber meiner alkoholkranken Mutter sexuell missbraucht, als schier unheilbar verhaltensgestörter Schüler der Dauergast beim Schulpsychologen, von der rachsüchtigen Stiefmutter grün und blau geprügelt, ohne brauchbaren Schulabschluss, und schließlich, kaum volljährig, von einer betrügerischen Hure finanziell ruiniert – wer hätte da noch einen Pfifferling auf ein solches Wrack wie mich gegeben? Trotzdem hatte ich die Kraft, mich an den eigenen Haaren aus dem Sumpf zu ziehen und mir als Luxusnutte für beide Geschlechter eine neue Existenz aufzubauen. Und das, obwohl ich der Kundschaft stets nur mit der vorderen Hälfte meines Körpers zu Diensten war. Warum, das erzähle ich im nächsten Kapitel.

Heute habe ich es nach der herkömmlichen Moralvorstellung »geschafft«. Ich bin selbständiger Unternehmer, ohne dass ich meinen Schwanz noch dafür hinhalten müsste, lebe seit sechs Jahren in einer monogamen Beziehung, wenn auch – rümpft nur eure Nasen, ihr Pharisäer – mit einem Mann, besitze Geld, Statussymbole und jenes Ansehen, um das ich meine reichen Kunden früher beneidet habe – und habe trotz aller ekelhaften Erfahrungen noch immer einen unbändigen Appetit auf Sex. Ich spüre es genau: Wäre ich heute wieder Single statt ein treuer Lebenspartner, ich würde jeden Tag losgehen wie eine Rakete, um mir etwas Neues aufzureißen.

Das war früher schon so, selbst wenn ich als Callboy Hochkonjunktur hatte. Auch wenn mir nach dem vierten Kunden des Tages die Eier arschweh getan haben (was haben doch die Kolleginnen für einen angenehmen Job dagegen) –, schon einen Tag später wurde ich wieder fickrig. Das hat mir wohl auch den Einstieg in den Beruf etwas erleichtert, denn als schüchterner Chorknabe wäre ich gleich bei diesem ersten Mal schreiend davongelaufen. Doch die paar Gläser Schampus, die ich da schon intus hatte, die blanke Not – ich hatte nicht einmal mehr ein paar Euro für einen BigMac in der Tasche – und wohl auch diese ständige sexuelle Neugier haben mir geholfen, meine Skrupel zu überwinden.

Denn zu Skrupeln hatte ich allen Grund, wenn ich mir den Kerl näher anschaute, den mir meine Freundin Anne vermittelt hatte. Es war der Wirt jener Szenekneipe, in der wir uns gerade wieder einmal in Richtung Blackout betranken und bei dem wir zum Glück immer noch Kredit hatten. Anne, selber eine erfahrene Nutte mit dem sprichwörtlichen Herzen auf dem rechten Fleck, fragte mich ganz sachlich: »Willst du mit dem, kannst du mit dem? Jedenfalls zahlt er gut und zuverlässig, auch wenn er nicht gerade wie das Gelbe vom Ei aussieht.« Anne neigt zur Untertreibung.

Natürlich wusste ich, dass der Kerl – nennen wir ihn zu seiner Sicherheit »Sepp« – allenfalls das fette Schönheitsideal einer Kröte war. Aber es gibt genug Kröten auf der Welt und warum soll man sie nicht quaken lassen, solange sie einen nicht anfassen? Oder solange man selber sie nicht anfassen muss und dann womöglich auch noch an jener Stelle dort. Aber was blieb mir übrig, wenn ich mich morgen satt essen wollte? Also ließ ich mir von ihm das Glas noch einmal bis zum Rand vollschenken und nickte Anne zu. Eine halbe Stunde später saß ich auf dem Sofa in Sepps Wohnzimmer und bekam schon wieder Schampus vorgesetzt.

Damals verwischten sich zwar seine Konturen vor meinen Augen, doch in den folgenden Wochen und Monaten hatte ich noch einige Gelegenheiten, mir seine kleine Fettnudel einzuprägen – eine Fettnudel von Kopf bis Fuß. Der käseweiße Leib eines etwa Fünfzigjährigen, ein kreisrunder Schädel mit einem speckigen, pechschwarzen Haarkranz, hässlich wie ein Grottenolm oder ein Breitmaulfrosch. Schon als er seine Jeans mit Gummizug und Hosenträgern vor mir auszog, schauderte es mich, doch als mir dann auch noch sein süßlicher Körpergeruch in die Nase stieg, dachte ich einen Moment lang bloß noch an Flucht. Nur der Gedanke an das erste Frühstück seit Tagen hielt mich bei der Stange.

Also ließ ich mich von seinen klebrigen Händen nackt ausziehen und trotz meines Ekels und meines Alkoholpegels reagierte ich auf seine routinierten Streicheleinheiten da unten. Ich bin ganz gewiss nicht der Erste, den er auf diesem Sofa bearbeitet, schoss es mir durch den Kopf, ehe ich mein Gehirn endgültig ausschaltete. Nur ganz von fern hörte ich noch, wie der vor mir kniende Breitmaulfrosch winselte: »Oh was für ein schöner großer Schwanz, oh wie schön steif er ist« und all die anderen unvermeidlichen Plattheiten, die ihnen wie Speichel aus dem Mund rinnen, wenn sie endlich zur Sache kommen.

Die »Sache« an sich war vergleichsweise harmlos, gemessen an dem, was ich bei den nächsten Besuchen mit ihm machen sollte. Noch nichts von der Knochenarbeit, ihn hochzubekommen, damit ich ihm ganz schnell ein Kondom überstreifen konnte, ehe es zu spät für den Oralverkehr war. Noch nichts von den Weinflaschen, die ich in ihn rammen musste, während er bäuchlings auf dem gläsernen Wohnzimmertisch lag. Schon gar nichts von den widerlichen Szenen im Badezimmer, wo ich ihn – im Stil einer Formel-1-Siegerehrung – statt mit Schampus mit meinem eigenen Sekt bespritzen musste. Nein, zum Einstieg begnügte er sich mit einer vergleichsweise weichen Droge, ehe es ihn von Mal zu Mal nach einer kräftigeren Dosis verlangte.

Nachdem er genug gesehen und gewinselt hatte, setzte er sich neben mich aufs Sofa, damit wir uns gegenseitig einen abreiben konnten, mehr nicht. Ich dachte an frisch aufgebrühten Kaffee, frische Croissants und Brötchen mit Honig und Schinken, doch bevor ich noch in Gedanken in das Croissant beißen konnte, hörte ich sein Grunzen und wusste, dass ich mir soeben das erste Honorar meines Lebens verdient hatte. Das erleichterte es mir, mich noch ein paar Minuten lang bearbeiten zu lassen, bis er ein zweites Mal grunzte und mich für meine »tolle Ladung« lobte. Danach durfte ich ins Badezimmer.

Drei Erinnerungen sind mir an jenen ersten Abend geblieben: das angenehme Gefühl, mit wie leichter Hand ich doch 300 Euro verdient hatte, dann der ekelhaft süßliche Geruch des blauen Männerduschgels im Badezimmer und schließlich ein kurzer Blick in sein wie ein Heiligtum abgeschirmtes Schlafzimmer mit seinen rustikalen altdeutschen Eichenmöbeln und den gehäkelten Platzdeckchen auf dem Bett. Das Duschgel konnte ich mir, sobald mich das Taxi nach Hause gebracht hatte, mit meinem eigenen abwaschen. Doch die Eiche rustikal im Schlafzimmer eines Mannes, dessen sexuelle Neigungen außerhalb der gängigen Norm lagen, der – ob freiwillig oder nicht – eine alternative Existenz führte und der sich eine individuellere Einrichtung seiner eigenen vier Wände hätte leisten können, wenn er nur gewollt hätte, verfolgt mich bis heute. Sepp sollte der erste in jener langen Reihe von homosexuellen Spießern sein, die ich in den folgenden Jahren mit meinem Körper bedienen musste.

ZWEITES KAPITEL

HINTEN GESCHLOSSEN

Du Minute, du Minute …« Ich wurde mitten in der Nacht aus dem Schlaf gerissen und verspürte eine jähe Todesangst, obwohl ich erst drei Jahre alt war. Im Bett neben mir hörte ich den Kerl, den meine Mutter ihren Lebensgefährten nannte, immer die gleichen Worte brüllen: »Du Minute, du Minute …« Zwischendurch ein lautes Klatschen, wie ich es später noch oft genug erleben sollte, der Aufprall von Fäusten auf wehrlosem Fleisch, ein Schluchzen, das in ein Wimmern überging. Im Halbdunkel des Schlafzimmers glaubte ich zu erkennen, wie ein nackter männlicher Körper mit den Hüften in etwas unter sich hineinhämmerte, was nur meine Mutter sein konnte, nicht rhythmisch, nur brutal, furchterregend und abstoßend.

»Du Minute« – erst viele Jahre später sollte ich begreifen, dass sich hier nicht jemand ziemlich unwirsch nach der Uhrzeit erkundigte, wie ich es damals in meinem kindlichen Gemüt geglaubt hatte. Am Nebentisch in einer Rotlicht-Kneipe hatte sich ein Pärchen lautstark gestritten, vermutlich eine Prostituierte und ihr Zuhälter, sie hatte mit höchst eindeutigen Formulierungen seine Potenz in Frage gestellt, ihm sogar ein unhöfliches »Schwanzlutscher« an den Kopf geworfen, worauf der in seiner Ehre Gekränkte zu schreien anfing: »Du Nutte, du Nutte, du dreckige alte Nutte.« Als ob jemand in meinem Kopf auf einen Lichtschalter gedrückt hätte, ging mir schlagartig auf, was der Kerl damals in unserem Schlafzimmer gemeint haben musste. Und ebenso spontan stiegen in diesem Moment auch noch andere Kindheitserinnerungen in mir hoch.

Denn meine geschundene Mutter war keineswegs die einzige gewesen, in die der Kerl, der keinen Namen verdient, vor meinen Augen hineinstieß – nur, dass sich mir bei diesen fremden Frauen weder Wutausbrüche noch Schläge eingeprägt haben, stattdessen ist es ordinärste, nackteste Schamlosigkeit, an die ich mich erinnere, sind es Schreie, die alles andere als nach Schmerzen klangen, und ein Gewühle, Gewälze und Gekeuche, für das der Begriff »Vögelei« viel zu stubenrein ist. Immerhin besaß der Kerl so viel Anstand, dass er meine Mutter nicht zum Mitmachen zwang, zumindest nicht in meiner Gegenwart. Vermutlich sperrte er sie bei »Damenbesuch« in den Keller, wie er es gerne tat, wenn die »Minute« wieder einmal nicht willfährig genug für seinen Geschmack gewesen war.

Anatomische Einzelheiten fallen mir aus jener Zeit nicht ein, obwohl ich mich doch für einen visuellen Menschen halte. Unauslöschlich wurde mir eine solche Einzelheit erst ins Gesichtsfeld gestellt, als der Kerl wieder einmal meine Mutter weggesperrt hatte und nun ein anderes Opfer für seine sadistischen Gelüste suchte. Mitten in der Nacht stand er ohne Schlafanzughose vor meinem Bett und streckte mir etwas entgegen, das mir, wenn ich das Wort damals schon gekannt hätte, wie eine Mordwaffe vorgekommen wäre. Nach meinem heutigen Wissensstand vermute ich, dass das, was er mich anzufassen zwang, allenfalls Durchschnittsformat hatte. Dennoch hätte es mir einen lebenslänglichen Schaden zugefügt, wenn er seine Absicht, zu der er jetzt Anstalten traf, in die Tat umgesetzt hätte.

Zum Glück gehörte er zu jenen Gewalttätern, die es zwar genießen, Schmerzen zuzufügen, jedoch davor zurückschrecken, selber Schmerz zu empfinden. Und Schmerz hätte es ihm bereitet, in mich kleinen Jungen, der da bäuchlings vor ihm lag, einzudringen, das merkte er schon nach dem ersten Versuch. Aber zumindest bestrafen wollte er mich für meine körperliche Unzugänglichkeit, deshalb rammte er mir mit voller Wucht das in mein Hinterteil, was man unter Fußballern den Stinkefinger nennt. Der Schmerz dieser manuellen Vergewaltigung war so höllisch, dass ich noch heute zusammenzucke, wenn ich an jene Nacht denke. Und deshalb reagierte ich als Callboy jedes Mal geradezu hysterisch, wenn ein Kunde auch nur andeutete, er wolle mich von hinten besteigen. Lieber lasse ich mir einen Backenzahn ohne Betäubung herausreißen, als dass ich diesen Akt an mir vollziehen lasse.

Es sollte der einzige sexuelle Missbrauch durch diesen Kerl bleiben, auch wenn er mir später immer wieder androhte, dass er mich »kräftig einreiten« würde, sobald ich groß genug sei, er kenne da einige zahlungskräftige Kunden, die so etwas wie mich zu schätzen wüssten. Irgendwann verschwand er aus unserem Leben, in irgendein Zuchthaus, wohin ihn die Richter wegen wiederholter Raub- und Gewaltdelikte schickten. Bis dahin allerdings lebten meine Mutter und ich in täglicher Angst vor seinem Jähzorn und seinen Fäusten – bis eines Morgens gegen vier ein Auto mit Blaulicht vor unserem Haus hielt und das Jugendamt mich in einer Nacht-und-Nebel-Aktion aus dieser Hölle befreite. Eine Freundin der Mutter hatte die Behörden über mein Martyrium informiert. Trotz dieser Erlösung bekomme ich heute noch eiskalte Hände vor Angst, wenn ich Blaulicht sehe.

Meine Mutter hätte nie den Mut gehabt, ihren Kerl anzuzeigen, auch wenn sie noch häufiger unter seinen Schlägen zu leiden hatte als ich. Sie verschloss einfach die Augen vor unserem Elend, wollte nicht wahrhaben, was da um sie herum geschah und betäubte sich bei jeder Gelegenheit mit Alkohol. Alle wussten sie es, auch meine Großmutter, auch meine Patentante, nur sie angeblich nicht. Noch Jahre später, als ich mit ihr darüber reden wollte, was er mir angetan hatte, stritt sie alles ab: »Nein, niemals, er war zwar ein Schwein, aber so eines nun doch nicht.« Vielleicht hatte ja der Schnaps ihre Wahrnehmungsfähigkeit inzwischen derart eingetrübt, dass sie selbst daran glaubte.

Weil mein Vater nach der Trennung von meiner Mutter noch keine neue Frau hatte, konnte oder wollte er mich nicht zu sich nehmen. Also sprang meine Oma für ihn ein und rettete mir das Leben. Ihr verdanke ich, dass ich nicht im Erziehungsheim gelandet bin und dass ich zu dem geworden bin, der ich heute bin. Und ihr verdanke ich es schließlich, dass ich mich – in Ermangelung eines Vaters, bei dem ich mich hätte anlehnen können – zu reifen Frauen hingezogen fühle, dass ich mir seitdem immer nur weibliche Bezugspersonen ausgesucht habe.

Alles andere als eine Bezugsperson war jedoch meine Stiefmutter. Inzwischen war ich im schulpflichtigen Alter und mein Vater hatte geheiratet, als ich gerade sieben Jahre alt war. Nun blieb ihm keine Ausrede mehr, mich nicht bei sich aufzunehmen. Damit begann eine lebenslange Feindschaft zu dieser Stiefmutter, die darin gipfelte, dass sie mich verprügelte, weil ich sie dabei erwischt hatte, wie sie mit einem Freund meines Vaters herumknutschte. Mein Vater aber hatte mit dieser Frau gleich zwei Fliegen mit einer Klappe geschlagen. Zum einen kam es seiner Bequemlichkeit entgegen, dass sie eine Kusine ersten Grades war, deshalb war er schon lange mit ihren Gewohnheiten und wahrscheinlich auch mit ihrem Körper vertraut, zum anderen schien sie einen ebenso großen sexuellen Appetit wie er zu haben. Hinter vorgehaltener Hand erzählte man sich in der Verwandtschaft sogar, sie sei früher auf den Strich gegangen. Bezeichnenderweise war sie es, die mich am schärfsten verurteilte, als sie von meinem Broterwerb als Callboy erfuhr.

Vielleicht habe ich es dem ordinären Sex zuzuschreiben, den diese Stiefmutter aus jeder Pore ausschwitzte, dass ich es immer als Pflichterfüllung empfand, mit Frauen ins Bett zu steigen. An Frauen schmiegte ich mich an, kuschelte mit ihnen, suchte die Wärme, alles andere machte ich, weil man es von mir erwartete, weil es eben dazugehörte. Aber die Dreistigkeit, mit der mir die Frau meines Vaters ihr Intimstes förmlich unter die Nase rieb, stieß mich ab. Ich denke an einen gemeinsamen FKK-Urlaub in Kroatien, wo sie sich vor meinen Augen ungeniert mit gespreizten Beinen auf den Rücken legte und ich ungestört jedes Detail der weiblichen Anatomie hätte studieren können – wenn ich nur gewollt hätte. Ich erinnere mich nicht einmal, ob sie sich die Schamhaare rasiert hatte oder nicht, so peinlich berührt fühlte ich mich von dem, was sie da zur Schau stellte.

Ein anderes Erlebnis mit meinen Eltern verdeutlicht, dass mich unmittelbarer Sex damals eher verstörte als animierte. Zu Besuch bei uns waren zwei oder drei Paare, so genau weiß ich das nicht mehr. Weil die Unterhaltung im Wohnzimmer recht lebhaft war, konnte ich nicht einschlafen. Und als ich Schritte auf dem Flur hörte, spähte ich durchs Schlüsselloch und sah meinen noch vollständig bekleideten Vater ins Badezimmer gehen. Neugierig geworden durch das Gekicher weiblicher Stimmen, das ihm folgte, blieb ich auf meinem Beobachtungsposten. Ein paar Minuten später sah ich ihn splitternackt und, wie es mir vorkam, hochgradig erregt (heute weiß ich, dass es nur ein Halbsteifer war, den er hatte) ins Wohnzimmer zurückkehren. Das zustimmende Gelächter, das ihn dort empfing, hätte einen anderen Jungen als mich vielleicht beflügelt, ebenfalls Hand an sich zu legen, doch ich verspürte bei der Vorstellung, was die Erwachsenen hinter verschlossener Tür wohl treiben könnten, nur Angst und Verlegenheit.

Das änderte sich auch nicht, als ich meine ersten Freundinnen hatte – eigentlich immer Alibi-Freundinnen, die älter als ich waren, denn dass ich Jungs durchaus nicht unsympathisch fand und mich das, was sich in ihrer Unterwäsche abzeichnete, durchaus kitzelte, jagte mir Schuldgefühle oder zumindest ein schlechtes Gewissen ein. Bei den Mädchen aber ging es über ein bisschen Fummeln im Auto nie hinaus. Immerhin verdanke ich einem dieser Mädchen (sie war 19, ich 15) den ersten freiwilligen Sex meines Lebens. Und das kam so:

Nehmen wir einmal an, dass sie Elke hieß, wie viele Mädchen in unserem Kreis damals, und dass sie betuchte Eltern hatte. Weil sich unser Verhältnis (mein Gott, dieses bisschen Petting auf dem unbeleuchteten Parkplatz war schon ein »Verhältnis«) seit einigen Monaten hinzog und ihr der Vater für das bestandene Abitur eine Reise nach Monte Carlo zum Formel-1-Rennen geschenkt hatte, mit Busreise, Drei-Sterne-Hotel und Taschengeld, durfte ich sie begleiten. Hinter uns im Bus saß ein Ehepaar um die vierzig, ein Blick in die Augen des Mannes und es hatte geschnackelt zwischen uns. Am Abend vor dem Rennen gingen wir zu viert essen, meine Freundin verdarb sich an Fisch mit Curryreis gehörig den Magen, musste von der Ehefrau aufs Zimmer gebracht und dort gepflegt werden, der Weg für »uns Männer« war frei. Und als ob es das Selbstverständlichste der Welt sei, dass ein unerfahrener, nahezu jungfräulicher 15-Jähriger die Initiative ergreift, ging ich, kaum im Zimmer des Paares angekommen, sofort vor ihm in die Knie, um zum ersten Mal in meinem Leben und das auch noch aus freien Stücken einen Menschen mit dem Mund zu befriedigen. Das Merkwürdigste daran war, dass mir der Geschmack von Sperma auf Anhieb so vertraut war, als ob ich seit Jahren nichts anderes gemacht hätte – ein wahres Déjà-vu-Erlebnis. Spätestens jetzt war ich buchstäblich auf den Geschmack gekommen.

Von da an ging's bergab, obwohl ich damals mit meinen kaum 16 Jahren glaubte, es sei der Weg nach oben. Ein Bausparvertrag und andere Wertpapiere waren fällig geworden, plötzlich schwamm ich im Geld. Ich lernte, dass ich mit sichtbaren Statussymbolen wie teurer Kleidung, Uhren und Schmuck die Aufmerksamkeit jener Männer gewann, die ich bewunderte: Nicht die Otto Normalos, die Thomas Hubers, waren es, deren Nähe ich suchte, sondern die Business-Typen mit den Pilotenkoffern. Ich ging von der Schule ab und widmete mich ab sofort nur noch dem Vergnügen, so wie ich es verstand.

Zwar brachten mich Oma und mein Vater immerhin dazu, nebenher eine kaufmännische Privatschule zu besuchen, damit ich später irgendeinen Abschluss würde vorweisen können, doch wie hätte ich bei meiner Abwesenheitsquote von 70 Prozent die Prüfung bestehen sollen? Alkohol und Ecstasy forderten ihren Tribut von meinem Körper; statt im Klassenzimmer BWL und Rechnungswesen zu büffeln, brauchte ich den Vormittag, um im Park meinen Rausch auszuschlafen und dann wieder für den nächsten Abend fit zu sein. Dennoch schaffte ich wie durch ein Wunder den Abschluss – wenn auch allein dank Vitamin B.

Unmittelbar nachdem ich meine indiskutable Prüfungsarbeit abgegeben hatte, bat mich der Direktor der Schule, ein alter Freund meines Vaters, in sein Büro. So einen hoffnungslosen Fall habe er lange nicht mehr erlebt, trotzdem sei er bereit, mir das Zeugnis zu schenken – unter einer Bedingung: Ich müsse ihm in die Hand versprechen, niemals in meinem Leben in der Wirtschaft zu arbeiten. Um alles, was mit Betriebswirtschaft zu tun habe, solle ich einen weiten Bogen schlagen. Ich versprach es leichten Herzens und habe mein Wort bis heute gehalten.

Da hatte ich nun alles, was es für einen Start ins Leben braucht: einen verbrieften Schulabschluss, genug Geld, um ein sorgenfreies Leben zu führen, ein – wie man mir von allen Seiten schmeichelte – verführerisches Aussehen und ein angeblich gewinnendes Wesen. Und als ich mich dann noch in eine Frau verliebte, schien mein Glück vollkommen. Doch stattdessen nahm das Unglück nun endgültig seinen Lauf.

Dabei schienen die Voraussetzungen für eine solche Beziehung ideal. Mit 26 war Sabine fast zehn Jahre älter als ich und entsprechend meinen Neigungen konnte ich sie bewundern und vergöttern, ohne sie zu begehren. Sie als verwöhntes Juwelierstöchterchen hatte den Luxus so früh kennen und lieben gelernt, dass wir auch hier auf der gleichen Wellenlänge funkten, auch wenn ihre Gier nach Statussymbolen noch ausgeprägter war als meine. Ihre kolossale Präsenz – sie war zwei Köpfe größer und doppelt so schwer wie ich, ihr Busen brauchte die Körbchengröße D – vermittelte mir das Gefühl der Geborgenheit. Und das alles sollte sie gnadenlos ausnutzen.

Denn das reiche Elternhaus nützte Sabine herzlich wenig, in Wirklichkeit hatte sie keinen müden Cent auf der Naht. Nachdem Papa Juwelier erkannt hatte, dass seine einzige Tochter für den Rest ihres Lebens das Prinzesschen spielen wollte, setzte er sie kurzerhand vor die Tür und strich ihr jegliche finanzielle Unterstützung, solange sie nicht bereit war, sich ihren Lebensunterhalt selbst zu verdienen. Das tat sie dann auch wohl oder übel; doch weil der von ihr ergriffene Beruf in Juwelierskreisen keinen guten Ruf genoss, blieb der elterliche

Geldhahn weiterhin abgedreht. Wie hätte sie dem Papa auch klarmachen sollen, dass sie auf den Strich ging?

Der Rest ist schnell erzählt. Sabine erkannte, dass sie nicht mehr anschaffen gehen musste, wenn sie einen wie mich zum Melken hatte, ohne ihn vernaschen zu müssen. Als meine Ersparnisse ihren Bedürfnissen nicht mehr genügten, stieg sie die Leiter Sprosse für Sprosse weiter abwärts: Kreditschwindel, Kreditkartenbetrug, Unterschriftenfälschung. Am Ende hatte sie mich derart ausgeplündert, dass ich in meiner Verzweiflung zur Polizei rannte. Da saß ich nun, ein von Weinkrämpfen geschütteltes Häuflein Elend, und flehte um eine Hilfe, die mir der Beamte nicht geben konnte: »Junge, ich weiß, du bist o.k., aber ich gebe dir den einen Rat: Mit diesen Leuten legt man sich nicht an, das würdest du noch teurer bezahlen, als du es bis jetzt schon getan hast.« Diskreter hätte er es nicht umschreiben können, dass meine Zukunft in Trümmern lag.

Nicht einmal meine Oma, der mir liebste und vertrauteste Mensch, war jetzt noch bereit zu helfen: »Wir haben dir eine Existenzgrundlage geschaffen, die du leichtsinnig verspielt hast. Du hast dich selber in diesen Schlamassel hineingeritten, jetzt schau zu, wie du da allein wieder herauskommst.« Was blieb mir anderes übrig als die Flucht aus der Stadt, die Flucht vor meinen Erinnerungen, meinen Gläubigern, meiner Vergangenheit? Weiter drehte sich die Spirale nach unten, eine neue Stadt und neue Freunde, aber immer die gleichen Räusche und Ernüchterungen. Bis mich Anne eines Tages in Sepps Szenekneipe fragte: »Willst du mit dem? Kannst du mit dem?« Ich war ganz unten angekommen. Zumindest empfand ich das so in jenem Augenblick.

DRITTES KAPITEL

DIE BESTE NUMMER MEINES LEBENS

Leser, die mir bis hierhin aufmerksam gefolgt sind, werden sich wundern, dass ich trotz meiner schon früh erkennbaren Neigung zum männlichen Geschlecht eine Zeit lang zweispurig gefahren bin. Ich habe zwar keine Strichliste geführt, doch über den Daumen gepeilt, habe ich als Callboy wohl fast ebenso viele Frauen wie Männer bedient. Und weil es sich im Lauf der Jahre hüben wie drüben zu einer beachtlichen Zahl summiert hat, bilde ich mir ein, dass die allermeisten von ihnen auf ihre Kosten gekommen sind. Am einprägsamsten hat meine Doppelbegabung ein studierter Biologe, also einer, dem nichts im Leben fremd sein darf, formuliert. Nachdem ich ihm und seiner Frau wieder einmal das gewünschte Vergnügen bereitet hatte, fragte die als Juristin offensichtlich einspurig denkende Gattin ihren Naturwissenschaftler, wie eine solche Vielseitigkeit denn möglich sei. Seine Antwort bestand aus drei Worten: »Alles ist möglich.« Nie habe ich das Leben besser erklärt bekommen.

Dabei schienen an einem Oktobertag vor 20 Jahren die Weichen schon endgültig in eine Richtung gestellt, die den Schwarz-Weiß-Vorstellungen der Dame eher entsprochen hätte. Vormittags waren wir wie jedes Jahr vom Schularzt untersucht worden, weiß der Himmel, warum sich unsere Lehrer damals solche Sorgen um unsere Vorhaut machten. Ich sollte als Kleinster der Klasse zuletzt an die Reihe kommen. Schließlich öffnet sich die Tür des Sprechzimmers, heraus kommt mein Vorgänger, grinst fröhlich und murmelt: »Der versteht es aber.« Ein Blick auf seinen weißen Skiny-Slip zeigte mir, was er meinte: Unter dem Bund seiner Unterhose stand etwas hervor, das mindestens doppelt so lang sein musste wie bei mir. Und jäh schoss mir das Blut ebenfalls dorthin, wo es mir in diesem Moment am peinlichsten sein musste. Zum Glück war der Schularzt schon Mitte fünfzig; und weil mich Sex mit alten Männern wohl schon damals abtörnte, schrumpfte ich in Sekundenschnelle wieder auf meine paar Zentimeter zusammen, so gründlich er mich dort auch untersuchte.

Doch kaum war ich wieder draußen, begann meine Fantasie zu arbeiten. Den ganzen Vormittag hatte ich den Lümmel meines Klassenkameraden vor Augen und als ich zu Hause den Mantel ablegte, erkannte ich an dem hämischen Blick meiner Stiefmutter, dass sich die Wirkung immer noch nicht gelegt hatte. Wie konnte ich als gerade mal Zwölfjähriger wissen, dass sie mit diesem Stückchen der männlichen Anatomie eine jahrelange Berufserfahrung hatte? Ich glaube mich sogar zu erinnern, dass ihre Hand vorzuckte, aber nicht, um mich wie sonst zu ohrfeigen, sondern um eine Etage tiefer zuzupacken, ehe ihr im letzten Moment eine Vollbremsung gelang.

An Hausaufgaben war an diesem Nachmittag nicht zu denken. Schließlich kapitulierte ich vor mir selbst und schlich mich ins Badezimmer, um vor dem Spiegel Vergleiche anzustellen. Natürlich blieb es nicht beim Anschauen, und so kam es, dass ich plötzlich unter einer gackernden weiblichen Stimme zusammenzuckte: »Na, du kleiner Wichser, soll ich dir mal zeigen, wie man das richtig macht?« Meine Stiefmutter, die da mit offenem Bademantel vor mir stand, schwamm in ihrem Element. Doch ob es nun der Schreck war, bei einer Todsünde ertappt worden zu sein, ob es ihr grober Griff war, der nichts von dem behutsamen Streicheln des Schularztes hatte, oder einfach der widerwärtige Anblick ihres wabbeligen weißen Fleisches – jedenfalls begann ich unter ihren Fingern zu schrumpfen. Und als sie versuchte, mir auf die Sprünge zu helfen, indem sie meine rechte Hand zwischen ihre Beine schob und sich damit dort zu reiben begann, verlor ich vollends meine Haltung.

Angeekelt von einer Feuchtigkeit, die ich in meinem Alter nur als Urin deuten konnte, riss ich meine Hand aus der Klemme, befreite mein bisschen verbliebene Männlichkeit aus ihrer Faust und rannte aus dem Badezimmer. Derweil schlug ihr Gegacker in ein höhnisches Keifen um: »So jung und schon so ein Schlappschwanz. Warte nur, bis dein Vater nach Hause kommt und ich ihm erzähle, dass sein sauberer Herr Sohn versucht hat, mir an die Pflaume zu fassen. Der glaubt mir alles und dir nichts.« Sie hat ihre Drohung nie wahr gemacht, vermutlich weil mein Vater genau wusste, dass sie in ihrer permanenten Geilheit vor nichts und niemandem zurückschreckte. Deshalb hatte er sie ja wohl überhaupt nur geheiratet.

Ein psychologischer Gutachter vor Gericht wäre überzeugt gewesen, dass ich seit jenem sexuellen Doppelschlag für die Damenwelt unwiderruflich verloren war – umso mehr, als ich kurz darauf meine Stiefmutter dabei belauschte, wie sie ihrer früheren Kollegin Claudia von einer besonders abstoßenden Hurerei erzählte. Sie sei von einem stadtbekannten Junggesellen in dessen Villa gerufen worden, habe sich dort in der Badewanne breitbeinig über ihn stellen und ihn in hohem Bogen vollpissen müssen, mehr nicht. Das ganze Vergnügen von knapp fünf Minuten habe sich die »perverse Sau«, wie sie ihn nannte, stolze 1000 Euro kosten lassen plus die fünf Flaschen Bier, die er sie vorher zu trinken gezwungen hatte. Ein fürstliches Honorar für eine Frau, die sich auch schon mal mit einem Toaster begnügte, wenn der Kunde kein Bargeld im Haus hatte. Mit einem Brechreiz in der Kehle erinnerte ich mich beim Lauschen an die Feuchtigkeit zwischen ihren Schenkeln und fühlte meinen Verdacht von damals bestätigt.

Doch in dieser richtungsweisenden Situation zeigte es sich erstmals, dass meine Natur robuster war, als es mein schmächtiger Körper und meine durch die zerrüttete Kindheit angeschlagene Psyche hätten vermuten lassen. Und ausgerechnet eine Vertreterin jener Zunft, die meine Stiefmutter aufs ordinärste verkörperte, war es, die mich aus dieser Einbahnstraße wieder herausholte und mich ahnen ließ, dass auch der sexuelle Gegenverkehr nicht ohne Reiz ist. An dem üppigen Busen von »Tante« Claudia – jener Kollegin, die in der Küche die Badewannengeschichte erzählt bekam – erkannte ich instinktiv, wie sehr es mich zu starken Frauen hinzog. Und eine starke Frau war Claudia im wahrsten Sinne des Wortes. Dieses fast 1,90 Meter große Riesenweib mit dem Kreuz eines Bodybuilders und einer feuerroten Lockenmähne auf dem Kopf schaffte es auf eigene Faust, sich in diesem Gewerbe durchzuboxen, nachdem ihr Zuhälter bei einer Bordellschießerei den Kürzeren gezogen hatte – und besaß dabei doch das sanfteste und liebevollste Wesen, das ein Mensch nur haben kann. Jedes Mal, wenn ich später als Callboy eine Kundin glücklich gemacht hatte, schickte ich ein stummes Dankgebet dorthin, wo sich »Tante« Claudia gerade aufhalten mochte.

Meine Stiefmutter dagegen hätte selbst im Land, wo der Pfeffer wächst, sein können – ihr habe ich nie auch nur eine Träne hinterhergeweint, nachdem ich mich als 14-Jähriger mit eigener Kraft aus den Fesseln dieser ungeliebten Familie befreit hatte. Die gerade einsetzende Pubertät gab mir den Mut aufzubegehren und schließlich mit der flachen Hand zurückzuschlagen, als mich dieses böse Weib wegen meines Hauptschulzeugnisses wieder einmal verprügeln wollte. Schläge waren schon bis dahin mein täglich Brot gewesen, doch jetzt war das Fass übergelaufen, ab sofort konnte es in diesem Haus keinen Platz mehr für mich geben, das war allen Beteiligten klar. Zum Glück fand ich statt in einem Erziehungsheim, wohin mich die Stiefmutter am liebsten geschickt hätte, Unterschlupf bei meiner Oma. »Das ist der Platz, wo du abnormales Kind hingehörst«, schrie mir meine Peinigerin hinterher, ehe ich mich erstmals in meinem Leben zu Hause und in Sicherheit fühlen konnte.

Wenn überhaupt jemand in unserer Familie »abnormal« war, dann die Frau meines Vaters. Nicht nur, dass sie in ihrem Jähzorn auf mich einschlug, wann immer es sie überkam – sie provozierte mich auch seit meiner Flucht aus dem Badezimmer bei jeder Gelegenheit mit ihrer offen zur Schau gestellten »Pflaume« oder »Möse«, wie sie sie je nach Stimmung und Jahreszeit nannte, sobald mein Vater außer Sicht- und Hörweite war – und manchmal sogar in seiner Gegenwart, wie beim jährlichen FKK-Urlaub in Kroatien. Der Nutten-Ehrgeiz, selbst einen so hoffnungslosen Fall wie mich ihrer Trophäensammlung einzuverleiben, ließ sie nicht ruhen, doch wie ein schlechter Skatspieler überreizte sie ständig ihr Blatt. Statt sich mit einem Null ouvert zu begnügen, musste es partout ein Grand mit Vieren sein, obwohl sie doch schon gesehen hatte, dass bei mir von einem »Grand« keine Rede sein konnte – zumindest damals noch nicht.

Als alles nichts half, schlüpfte sie in die Rolle der selbstlosen Sexualpädagogin. »Es wird Zeit, dass der Junge gründlich aufgeklärt wird«, hörte ich sie zu Claudia und meinem Vater sagen, »sonst wird er uns eines Tages womöglich noch schwul.« Eines Tages? Uns? Claudia schien die unfreiwillige Komik ihrer »Sorge« sofort aufzugehen, denn sie kicherte nur: »Gönn ihm doch das Vergnügen. Jedes Mal, wenn ich zwei Schwulen dabei zuschaue, werde ich richtig neidisch, wie viel

Spaß die miteinander haben. Die müssen etwas können, was wir nicht können.«

Mein Vater stand der Idee, dass sich seine Frau »opfern« wollte, von Beginn an ablehnend gegenüber; ob nun aus Gründen der bürgerlichen Moral oder aus Eifersucht, sei dahingestellt. »Von dem Bengel lässt du dich nicht vögeln, erst recht nicht in meinem Schlafzimmer.« Auch ihre Einwände, dass es ebenso ihr Schlafzimmer sei und dass eine so erfahrene Frau wie sie bei einem Winzling meines Alters überhaupt nichts da unten spüren könne, ließ er nicht gelten. Schließlich – der nächste Kroatien-Urlaub stand vor der Tür – einigten sie sich auf einen Kompromiss.

Aus diesem Urlaub habe ich zwei Erfahrungen mitgebracht: erstens, wie ekelhaft es aussieht, wenn zwei Heteros Sex machen, ohne Freude daran zu haben, und zweitens, woran man angeblich die Österreicherin erkennt. Gleich am ersten Tag im FKK-Camp vertraute mir meine Stiefmutter – als Vorschuss auf die bevorstehende Aufklärung sozusagen – an: »Junge, wenn eine keine Haare da unten hat, ist sie Österreicherin.« Ich brauchte keine drei Monate Berufserfahrung, ehe ich begriffen hatte, dass ich einem der dümmlichen Vorurteile meiner Stiefmutter aufgesessen war. Denn Österreicherinnen haben ebenso wenig ein Monopol auf die Intimrasur wie Schweizer aufs Alphornblasen. Bis zu den Frauen des Hotzenwalds hat es sich ja inzwischen zum Glück herumgesprochen, wie einladend eine Spalte wirkt, wenn sie offen und frech zwischen den Oberschenkeln hervorsticht, egal von welcher Seite.

Noch heute könnte ich mich kringeln vor Lachen, wenn ich mich daran erinnere, wie stümperhaft die beiden den »Aufklärungs«-Akt zu tarnen versuchten. »Die Fahrt gestern war doch ziemlich anstrengend«, log mein Vater, »wir machen deshalb ein kleines Nickerchen dort hinter den Sträuchern, wo uns keiner sieht. Vielleicht schaust du ab und zu bei uns vorbei, nicht dass wir im Schlaf überfallen werden.« »Oder dass uns jemand etwas zusteckt, was uns nicht gehört«, kicherte die Stiefmutter, bevor sie ihren Mann hinternwackelnd hinter die Büsche zog.

Ich gab ihnen ein paar Minuten Zeit zum Einschlafen und spähte dann, wie mir geheißen, durch das dünne Laubwerk hinüber. Fast hätte ich mich erbrochen bei dem Anblick, der sich mir bot. Welche Wirkung andere Schwänze auf mich haben können, weiß der Leser seit dem Erlebnis beim Schularzt zur Genüge, aber warum musste es ausgerechnet der meines Vaters sein, der da halbsteif in der Gegend herumhing und von dem vor ihm knienden Weib beidhändig bearbeitet wurde? Warum auch noch all das andere, was sie mit ihm trieb, das wohl zur Aufklärung mit dazugehörte, bis hin zur weit offenen Missionarsstellung, in der sie ihn sich einverleibte? Und warum stand jetzt wie aus dem Boden gewachsen das Pärchen aus dem Ruhrgebiet, mit dem sie sich am Vorabend angefreundet hatten, vor ihnen und begann ebenfalls aufzuklären, was das Zeug hielt?

Doch so abstoßend das alles war, was die zwei auf dem nackten Boden sich wälzenden Paare, im Quadrat sozusagen, dann trieben – für eines werde ich der zierlichen Bottroperin Hilde mein Leben lang so dankbar sein, wie ich es auch Claudia bin: Indem sie, wohl ohne zu ahnen, dass sie durchs Gebüsch beobachtet wurde, ihre Schenkel bis zum Anschlag öffnete, zerstreute sie meine Befürchtung, dass alle Frauen dort unten aussehen wie die Auslage einer Dorfmetzgerei. Bis dahin hatte ich nur das abschreckende Beispiel meiner Stiefmutter gekannt – blutrot, lappig und unappetitlich, Qualitätsmerkmal heiß und fettig –, doch in diesem Augenblick fand ich meinen Glauben an das weibliche Geschlecht wieder. Alles war so zartrosa, so schlank und knackig und zum Hineinbeißen schön – bis meine böse Stiefmutter tatsächlich hineinbiss und mir mit dem Hinterkopf den Blick ins Paradies der Damen verstellte. Doch hatte ich zum Glück schon so viel gesehen, dass mir, wann immer ich später beruflich in einer heißen und fettigen Dorfmetzgerei zu tun hatte, die Erinnerung an Hildes bissfestes Pfläumchen neue Kräfte verlieh.

Es sollte allerdings noch drei Jahre dauern, ehe ich meine Kenntnisse der weiblichen Anatomie vertiefen konnte. Mit 15 machte ich ein Praktikum in einem Archiv, die Einzige, die da war, um mich in den Job einzuführen, war die bald 20 Jahre ältere Silke. Sie war ebenso zierlich wie Hilde, hatte eine schwarze Kurzhaar-Frisur, allerdings nur auf dem Kopf, denn als sie am letzten Tag meines Praktikums eine Trittleiter hinaufstieg und dort breitbeinig über mir stand, erkannte ich, dass sie unter ihrem Mini weder Slip noch Haare trug.

Weil ich aber in der Froschperspektive versteinerte – wie konnte ich mich an einer Frau versündigen, die den ganzen Tag von ihrem Verlobten erzählte – und nur ein völlig idiotisches »Entschuldigung« murmelte, ergriff sie die Initiative. Mit einem Grinsen sprang sie von der Leiter herab und lästerte: »Wenn du zu feige bist, ich bin es nicht.« Sprachs, packte mich im Schritt, ihr Grinsen wurde breiter und schon hatte sie mich eingelocht, ohne einen Gedanken an Kondome zu verschwenden.

Sekunden später war ich schon am Ziel, doch anstatt enttäuscht zu sein, tätschelte sie mir nur mütterlich die Wange und kicherte: »Na, du kleines Notstandsgebiet, das hat dir wohl gefallen.« Dann stieg sie von mir ab, presste die linke

Hand zwischen die Beine und verschwand nach draußen, vermutlich zur Toilette.

Zurück am Schreibtisch ließ sie einen Jüngling, der nicht nur von Schuldgefühlen geplagt wurde, sondern vor allem von der Angst, Vater geworden zu sein, einer Angst, die mich noch wochenlang verfolgen sollte. Für Silke dagegen scheint das, was mir wie ein Erdbeben vorgekommen war, so alltäglich wie ein Bäuerchen gewesen zu sein. Denn immer, wenn ich sie später zufällig im Bus traf, lächelte sie mich verschmitzt an und einmal konnte sie mir sogar ins Ohr flüstern: »Mach dir nichts draus, das ist bisher allen so gegangen.« Ich war ganz einfach ein weiterer Praktikanten-Skalp in der Sammlung der rasierten Silke gewesen. Meine heterosexuelle Entjungferung hätte ich mir romantischer vorstellen mögen.

Vielleicht war das der Grund, dass ich meine homosexuelle Entjungferung kurz darauf in Monte Carlo geradezu als Befreiung empfand. Aber als hätte sie es gewittert, was damals in der Nacht vor der Formel 1 im Hotel vorgefallen war, ließ meine Freundin Elke, kaum dass wir zurück waren und sie die Folgen von Fisch mit Curryreis überwunden hatte, die dritte Variante folgen: nach der vaginalen mit Silke und der oralen mit dem Ehemann im Nebenzimmer nun die anale. Gemessen an dem, was sich bisher zwischen uns abgespielt hatte, nämlich gar nichts, war das, was in jener Nacht im Pferdestall folgte, geradezu sensationell – und so abstoßend wie die Möse meiner Stiefmutter.

Unter dem Vorwand, sie müsse bei ihrer von Koliken geplagten Stute Nachtwache halten, hatte mich Elke ins Stroh neben der Box gelockt. Und wie das so ist, wenn sich zwei junge Menschen in Löffelchen-Position aneinanderkuscheln, konnte sie meine steigende Erregung an ihrem Hintern spüren und förderte sie auch noch mit mahlenden Bewegungen. Schüchtern, wie ich damals gegenüber Frauen immer noch war, wollte ich es dabei bewenden lassen, doch das war Elke nicht genug. Nach einem kurzen Kontrollgriff nach hinten, gefolgt von einem zufriedenen Grunzen, öffnete sie meinen Hosenladen ebenso routiniert, wie sie sich dann die eigenen Jeans über die Hinterbacken schob.

Doch als ich den traditionellen Weg à la Silke einschlagen wollte, knurrte sie nur: »Nicht da. Da.« Im nächsten Moment steckte ich tief in jener Öffnung, in der vor mir schon andere Einlass gefunden haben mussten. Denn obwohl ich seit der Untersuchung durch den Schularzt kräftig zugelegt hatte und sich mein Klassenkamerad jetzt eher vor mir hätte schämen müssen als ich mich vor ihm, wurde ich dort ohne Wenn und Aber willkommen geheißen. Als ich das viele Jahre später meiner Kollegin Anne erzählte, hatte die nur Spott für Elkes Anatomie übrig: »Was erwartest du von einer Frau, die sich nächtelang in Pferdeställen herumtreibt? Wie der Herr, so's G'scherr ...«

Das ging solange gut, so lang es ging und fühlte sich nicht einmal unangenehm an. Doch plötzlich stieg mir ein fauliger Verdauungsgeruch in die Nase und schon bäumte sich alles in mir dagegen auf. Elke, die sonst sogar mich an peinlichster Reinlichkeit übertraf und stets in einer Deo-Wolke schwebte, schien ausgerechnet ihren geruchsanfälligsten Körperteil zu vernachlässigen. Und prompt, so wie damals im Badezimmer, als ich zwischen den Beinen meiner Stiefmutter in einen gefüllten Nachttopf zu greifen glaubte, zog mich meine Psyche buchstäblich aus dem Verkehr. Ich habe Elke seitdem nie wiedergesehen.

Es sollte noch volle drei Jahre dauern, bis ich beim Geschlechtsverkehr mit einer Frau erstmals Befriedigung empfand. Die ursprünglich blonde Jenny hatte sich mit ihren 40 Jahren das Haupthaar pechschwarz gefärbt, weil sie sich mit einiger Berechtigung davor fürchtete, zur Zielscheibe von Blondinenwitzen zu werden. Und um ganz sicher zu gehen, dass sie nicht enttarnt wurde, rasierte sie sich täglich die Schamhaare, so unsichtbar der dünne blonde Flaum auch sein mochte. Als Sichtschutz hätte sie die Haare ohnehin nicht gebraucht, denn nie wieder habe ich eine Frau mit so winzigen Schamlippen getroffen, selbst die Spalte konnte man nur aus allernächster Nähe erkennen. Was sich da zwischen ihren Oberschenkeln verkroch, war steril wie eine Barbiepuppe. Und so steril und kunstseiden war auch die ganze Frau.

Die frustrierte Bankiersgattin arbeitete halbtags als Verkäuferin in meiner bevorzugten Herrenboutique und dort kamen wir uns näher, wenn auch nicht in der für die Branche sprichwörtlichen Art. Weder stahl sie sich mit mir in die Umkleidekabine noch tastete sie meine Hose danach ab, ob ich Links- oder Rechtsträger sei, wie es eine Frau wie Silke gemacht hätte. Nein, dazu war Jenny viel zu verklemmt und zu fickrig. Stattdessen schlug sie den fantasielosesten Pfad ein, der einer Blondine nur einfallen konnte. Sie lud mich ins Separee eines besseren Restaurants ein, wo sie mich mit unerotischen Peinlichkeiten aus dem Ehealltag langweilte, danach lotste sie mich in ein Tanzlokal mit sehnsuchtsvollster Stimmungsmusik. Immerhin schmusten wir auf dem Nachhauseweg in ihrem kleinen weißen Auto ein bisschen herum, doch als ich aus Versehen auf den Knopf des Liegesitzes drückte und dabei meine Straßenschuhe in Kontakt mit dem Handschuhfach kamen, kannte sie nur eines: Statt meine breitbeinige Position als Aufforderung zu begreifen, zog sie sofort ein Taschentuch hervor, um zu verhindern, dass ihr kleines süßes Autochen einen Schmutzfleck davontrug. Das, dachte ich, war es dann und stieg aus.

Doch sie ließ nicht locker. Weil ich seitdem einen weiten Bogen um die Boutique gemacht hatte, rief sie mich eines Abends an. Zwerg Nase, wer auch immer das war, sei mitsamt seinem Zipfelchen auf Geschäftsreise in den neuen Bundesländern, die Luft sei rein. Ob ich nicht zum Essen kommen wollte, es gebe blanchierten Spinat. Also nahm ich ein Taxi zum teuersten Wohnviertel der Stadt und fiel fast auf den Rücken, als ich ihren Namen an der Tür des protzigen Einfamilienhauses las – jenen Namen, der mir in den vergangenen Monaten Albträume bereitet hatte. Denn Jennys ungeliebter Ehemann war niemand anders als der Bankier, der von meiner finanziellen Not zu profitieren versuchte, indem er mir, den das Juwelierstöchterchen Sabine ohnehin bis aufs Hemd ausgezogen hatte, auf scheinheiligste Weise den Todesstoß versetzen wollte. Jetzt hatte ich ihn, und zwar an der Möse seiner Frau.

Es wurde die beste Nummer meines Lebens. Entweder hatte die Rachsucht mir den Kamm auf ein bisher nie erreichtes Format schwellen lassen oder Jenny hatte den Spinat mit einem afrikanischen Wundermittel blanchiert. Jedenfalls schlug sie beim Anblick dessen, was sich ihr entgegenstreckte, spontan beide Hände vor dem Mund zusammen. Dass es nicht Angst, sondern feuchteste Vorfreude war, versuchte sie gar nicht erst zu verschleiern. Fast besinnungslos vor Wut, immer die Visage dieses Fieslings vor Augen, stieß ich bestimmt zwei Stunden lang in seine pausenlos quiekende Ehefrau hinein. Und die, ohne es zu ahnen, zögerte meinen Orgasmus noch hinaus, indem sie immer wieder das Laken unter uns glatt strich und mich damit in ihre spießbürgerliche Realität zurückrief. Sollte uns der gehörnte Gatte tatsächlich in flagranti erwischen, würde er zumindest nicht in zerknitterter Bettwäsche schlafen müssen.

Und wie das im Leben so ist: Manchmal kommen alle guten Dinge auf einmal zusammen. Zwei Tage nach der Bankiersnummer wurde ein längst vergessener Bausparvertrag fällig, mit dem ich auf einen Schlag meine Schulden bezahlen konnte. Vorübergehend spielte ich mit dem Gedanken, zu Jennys Mann zu gehen und ihm vor versammelter Mannschaft zu erklären: »Jetzt sind wir quitt, du widerlicher alter Scheißer. Hier hast du meine Kohle, dafür habe ich deine Alte derart durchgevögelt, dass sie dich nie wieder im Leben an ihr rasiertes Barbiefötzchen ranlässt. Habe die Ehre.« Doch weil ein Gentleman genießt und schweigt, gab ich mich mit der Erinnerung an Jennys stundenlanges Quieken zufrieden – und an die Häme, mit der sie hinterher das Format des abwesenden Gatten verunglimpft hatte: »Meine ist ja nun wirklich nicht besonders eng, aber so ein Zipfelchen hat sie nun auch wieder nicht verdient. Da schafft sogar mein kleiner Finger mehr als sein Zwerg Nase.« Das also hatte sie am Telefon gemeint.

Doch so befreiend, wie der Racheakt mit Jenny auf meine Psyche wirkte, die Schallmauer zum weiblichen Geschlecht durchbrach ich endgültig erst mit dem Doppelten Lottchen. Erich Kästner möge mir im Grab verzeihen, doch so hießen sie tatsächlich: Lieselotte die Mutter, Hannalotta, oder auch Lottchen II., ihr frühreifes Töchterchen. Ich hatte an jenem Abend in meinen 18. Geburtstag hineingefeiert, war von Disco zu Disco gezogen und schließlich in einer Bar am Stadtrand gelandet, wo man die Hand kaum vor Augen sehen konnte, so dicht waren die Hasch- und Ecstasy-Wolken. Was sich unterhalb der Gürtellinie abspielte, war erst recht nicht zu erkennen. Ich führte gerade das Glas Chivas Regal für einen letzten

Absacker zum Mund, während ich das angenehme Gefühl genoss, dass sich jemand in meinem Hosenstall zu schaffen machte. Die kenntnisreiche Hand ließ auf einen Mann schließen, doch der anerkennende Pfiff verriet das Mädchen, das ihren Schoß gegen meinen rechten Oberschenkel rieb.

Ein Widerstand war zwecklos, zehn Minuten später standen wir im stockfinsteren Flur des Hauses, dessen Erdgeschoss Lottchen II. und ihre Mutter bewohnten, und tasteten uns flüsternd in ihr Zimmer. Die Winternächte können sehr kalt sein in der Gegend, wo ich herkomme, deshalb krochen wir, kaum dass wir uns die Kleider vom Leib gerissen hatten, unter eine gemeinsame Bettdecke, um unsere Zentralheizungen aneinanderzureiben. Gerade als sich meine Augen an die Dunkelheit gewöhnt hatten, erkannte ich über uns den Umriss eines mächtigen Schattens mit zwei ebenso mächtigen Brüsten und eine erwachsene Frauenstimme bettelte mit klappernden Zähnen. »Mein Gott, ist das kalt, rück doch endlich einer zur Seite, ihr müsst mich aufwärmen.«

»Bitte, Mama, stör uns nicht, er vögelt mich gerade so schön von der Seite.«

»Umso besser, mein Schatz, dann kann ich ihn von hinten für dich anheizen. Aber lass was für mich übrig.«

Seufzend ergaben wir uns in unser Schicksal, ehe die Mutter das ganze Haus zusammenschreien würde. Doch vorerst stand Lottchen I. der Sinn nach etwas ganz anderem als Schreien. Sachte, ganz sachte stahl sich ein Finger zwischen unsere beiden Unterleiber und schon verriet ein verstärktes Keuchen vor mir, wie vertraut die Mutter mit den Details der Tochter war. Ein rasches Ende begann sich abzuzeichnen, erst recht, als sich jetzt eine zweite Hand von hinten auch zwischen meinen Beinen zu schaffen machte. Und als Lottchen I. hinterher diese Hand durch ihren Mund ersetzte und prompt Wirkung erzielte, wusste ich, dass ich meine ideale Lehrmeisterin gefunden hatte.

Meine Bescheidenheit zwingt mich zu verschweigen, wie oft und wie lautstark sich das Doppelte Lottchen in jener Nacht – und in vielen weiteren Nächten – gegenseitig in den Sattel half. Zu sagen sei mir immerhin erlaubt, dass mich die beiden ein ganz neues Verständnis dafür lehrten, womit und in welchen Winkeln und Nischen man einer Frau Vergnügen bereiten kann: dass sich das Geschehen, wie ich bisher geglaubt hatte, nicht nur unterhalb der Gürtellinie abspielt, sondern auch im und mit dem Kopf, wenn Sie verstehen, was ich meine. Und schon verbreitete sich die Nachricht, wie gut ich zwei Menschen, egal welchen Geschlechts, gleichzeitig befriedigen konnte, wie ein Lauffeuer im Bekanntenkreis von Lieselotte und Hannalotta – durch Mund-zu-Mund-Propaganda sozusagen. Von da an gings bergauf.

VIERTES KAPITEL

LEHRZEIT IN AMSTERDAM

Doch bevor ich in den Fahrstuhl nach oben steigen konnte, funkte mir das Schicksal – oder, ich will ehrlich sein, eher meine damals noch fast krankhafte Unausgeglichenheit – mit einer solchen Keule dazwischen, dass ich unter diesem Hieb fast den endgültigen Blackout erlitten hätte. Die Gründe für den Blackout waren ein schöner schwarzhaariger Polizist, meine rasende Eifersucht auf eine zickige blonde Pissnelke von Mädchen und eine ganze Flasche Ramazzotti, die ich in meinen ohnehin schon volltrunkenen Leib hineingeschüttet hatte. Unseren zwei Schäferhunden habe ich es zu verdanken, dass ich heute noch lebe.

In den französischen Chansons, die ich immer im Bett einer Lehrerin hinterher anhören musste, habe ich gelernt, dass wir die erste Liebe unseres Lebens nie vergessen, egal wo wir sie geküsst haben. In meinem Fall war es dieser schöne schwarzhaarige Polizist, Typ Tom Selleck aus »Magnum«, und geküsst habe ich ihn zum ersten Mal nicht auf einer Parkbank, sondern in einer Tiefgarage, als ich mich über seinen offenen Hosenstall beugte. Alles war einmalig an diesem Mann, von den Augen, die mein Herz sofort Samba tanzen ließen, über den flachen schwarzen Luxusschlitten bis hin zur Silberschnalle an seinem breiten Ledergürtel und dem Monster darunter, das ich erst im dritten Versuch aus seinen Designerjeans befreien konnte. Wenn ich schon damals meinen Lebensunterhalt mit Oralverkehr verdient hätte, ich hätte ihm freiwillig einen Mengenrabatt eingeräumt.

Aber als damals 18-jähriger blutiger Amateur war ich bei diesem Anblick noch keines kommerziellen Gedankens fähig. Immerhin war Alex, so hieß dieser Adonis, so angetan von meiner Begeisterungsfähigkeit, dass er mir später mit seinem beruflichen Know-how half, wieder festen Boden unter die

Füße zu bekommen. Ihm vor allem verdanke ich es, dass ich nicht in dem Drogensumpf untergegangen bin, in den mich das betrügerische Juwelierstöchterchen Sabine hineinziehen wollte. Möge sie in der tiefsten Nuttenhölle schmoren, mitsamt ihren zwei Dutzend Vibratoren, ohne die sie ihren Beruf sowieso nicht hätte ausüben können, so zugekifft und besoffen, wie sie ständig war.

Glauben Sie nicht, ich wolle mich um die Geschichte mit meinem Blackout herumdrücken, nur macht mir die Erinnerung an Alex immer noch zu schaffen. Es war das Leidenschaftlichste, was ich bis dahin erlebt hatte und manchmal frage ich mich, ob mir solche Höhepunkte, körperlich, seelisch und geistig, jawohl: auch geistig, je wieder vergönnt sein werden – und gleichzeitig dieses Gefühl der Sicherheit, das er mir vermittelte. Der Mann war perfekt, vom Scheitel bis zur Fußsohle, wo er übrigens so reizempfänglich war wie keiner meiner Männer nach ihm. Doch mit Rücksicht auf seine Karriere als Polizist trennten wir uns nach ein paar Monaten, er wurde ins Präsidium der nächsten Großstadt befördert – bis ich ihn an jenem Abend in einer Disco meiner Heimatstadt mit einem billigen, Dromarkt-blondierten Flittchen traf. Ich war inzwischen 20 und solo, wenn man von den unvermeidlichen Blowjobs mit flüchtigen Kneipenbekanntschaften absieht. Solo – und sehr, sehr einsam, jedenfalls in dem Moment, als ich Alex wiedersah.

Und als er dann auch noch diesen zerrupften Besen auf die Tanzfläche führte und es sich gefallen ließ, dass sie sich vor aller Augen an ihm rieb, begann mir ein unsichtbarer Satan in der Brust die Luftröhre abzudrehen. Jeden Moment, das wusste ich, würde ich mit einem Herzschlag zusammenbrechen. Doch ob es nun die vierte Flasche Schampus vor mir auf dem

Tisch war, oder dieses mörderische Gebräu aus Selbstmitleid und Rachsucht, das ich beim Anblick des Pärchens auf der Tanzfläche empfand – jedenfalls schaffte ich es, die Flasche auszutrinken und mich in ein Taxi zu schleppen, dessen Fahrer mich nur widerwillig nach Hause fuhr, weil er um seine Polster fürchtete. So viel weiß ich noch.

Nach Hause: Das war inzwischen nicht mehr die Wohnung meiner Großmutter, wohin ich als 14-Jähriger geflüchtet war, nachdem ich der Stiefmutter ins Gesicht geschlagen hatte. Doch vier Jahre mit einem so wilden und unberechenbaren Jugendlichen wie mir, mit seinen Alkoholexzessen und der größenwahnsinnigen Art, das Geld zum Fenster hinauszuwerfen, hatten die Kräfte selbst einer so zähen und aufopferungsvollen Frau wie Oma erschöpft. Also bat sie ihre Freundin Sonja um Hilfe und bei ihr widerfuhr mir zum zweiten Mal hintereinander das Glück, auf eine mütterliche Seele zu treffen. Nach allem, was meine alkoholkranke leibliche Mutter an mir versäumt und meine nymphomanische Stiefmutter an mir verbrochen hatte, war ich jetzt quitt mit dem Schicksal. Zumindest glaubte ich das bis zu diesem Abend, an dem ich um ein Haar das Konto meines Lebens überzogen hätte.

Merkwürdigerweise erlitt ich trotz der Schampus-Orgie in der Disco keinen Filmriss, so, wie es mir nach nur drei Flaschen Bier garantiert widerfahren wäre. Es ist nur so, dass sich die Konturen meiner Erinnerung an jenen Abend verwischen, so als ob mein nachsichtiger Schutzengel einen Gazevorhang vor diese ganze Horrorszene gezogen hätte: dass mich Sonja mit Hilfe des Taxifahrers in die – gerade frisch gestrichene – Küche schleppte, weil ich nicht ins Bett wollte; dass ich, nachdem sich Sonja in ihrem Zimmer verschanzt hatte, die letzte Flasche Rotwein aus dem Regal holte, sie zur Hälfte austrank und den Rest gegen die schöne weiße Wand schleuderte; dass ich auf der Suche nach mehr Alkohol in der Speisekammer eine Flasche Ramazzotti fand und sie bis auf den letzten Tropfen leerte, um mich endlich zu Tode zu saufen; und dass ich, als das immer noch nichts half, auf allen vieren hinaus in die Garage kroch, damit ich mir in Sonjas Golf mit den Abgasen den Rest geben konnte.

Wie lange es gedauert hat, dass ich vom Bellen und Jaulen unserer Schäferhunde aus dem Jenseits geholt wurde, weiß ich nicht mehr. Was ich weiß, ist, dass Sonja die Sanitäter noch rechtzeitig rufen konnte und dass ich von einem Heulkrampf geschüttelt wurde, als ich hörte, sie müssten mich in die Psychiatrie bringen. Lieber sterben als ins Irrenhaus, sagte mir mein betrunkener Kopf, und ich fühlte mich bestätigt, als man mich dort vor einer fetten alten Gerichtsmedizinerin ablud, die, aus ihrem Bereitschaftsschlaf gerissen, mich ankeifte: »Diese irren Selbstmörder. Man kann nur hoffen, dass sie es irgendwann schaffen, sich tatsächlich umzubringen.« So schwer es mir fällt, es zuzugeben: Aber nicht nur zwei Schäferhunden, sondern auch noch dieser Vettel habe ich mein Leben zu verdanken. Denn allein schon um einen solchen Kotzbrocken von Weib zu ärgern, war ich wild entschlossen weiterzuleben.

Wenn ich alle paar Monate nachts aus Albträumen hochschrecke und dann mein Leben Revue passieren lasse, peinigt mich vor allem der Gedanke, dass ich Sonja in jener Nacht einen solchen Schmerz zugefügt habe. Dass ich ausgerechnet den Menschen, den ich – neben meiner Oma – am meisten liebte und immer noch liebe, so tief geängstigt habe, lässt mich stundenlang nicht mehr einschlafen, weil ich weiß, dass ich das nie im Leben werde wieder gutmachen können. Was hilft es da, dass ich ihr hinterher die ganze Küche frisch gestrichen und ihr monatelang jeden Wunsch von den Augen abgelesen habe – der süßlich-bittere Geschmack nach italienischem Kräuterlikör wird mich verfolgen, wann immer ich an sie denke.

Umso bewundernswerter war es, mit welcher Selbstverleugnung mir Sonja wieder auf die Beine geholfen hat. Sie wusste ja schon lange von meiner bevorzugten sexuellen Orientierung – ich formuliere es absichtlich so unpräzise, weil ich mich damals nach den Erlebnissen mit dem Doppelten Lottchen noch nicht so eindeutig festlegen wollte, wie ich es heute tue. Zu vorgerückter Stunde und vorgerücktem Schampuskonsum hatte ich Sonja schaudernd von den Annäherungsversuchen meiner Stiefmutter erzählt, von der ekelhaften Szene im Badezimmer bis zum noch ekelhafteren Aufklärungsunterricht in Kroatien. Obwohl ich aus Scham auf alle Details verzichtete, verstand sie sofort und so war auch das zwischen uns geklärt.

Eine Woche nach meinem Blackout, als ich schon wieder soweit bei Kräften war, dass ich wie ein Hund ohne Schwanz durchs Haus streichen konnte, sprach sie mich zwischen Tür und Angel an: »Was hältst du von ein bisschen Luftveränderung, Junge? Eine Woche Städteurlaub in Paris vielleicht, damit du mal auf andere Gedanken kommst? Museen, Bistros, Eiffelturm, Champagner im Champagnerland? Und ein paar nette junge Leute auf Montmartre und am Pigalle, das muss doch ein Traum für einen wie dich sein.«

»Aber wovon soll ich das bezahlen? Und in Französisch bin ich auch nicht besonders.«

»Für Paris wird es reichen, da hat es genug Französinnen oder Franzosen, die es dir gerne beibringen. Und das Geld schieße ich dir vor, wir haben sowieso Urlaubsstopp in der Behörde. Also, was ist?« Ich begann nachzudenken.

Wie es der Zufall wollte, rief zwei Tage später, als ich mich immer noch nicht entschieden hatte, Lottchen I. an: »Unser Freund Aki, du weißt, der Fotograf, will morgen Abend ein paar Bilder von uns fürs Familienalbum machen und braucht noch einen kräftig gebauten jungen Mann, der sich zwischen uns stellt, als Messlatte sozusagen, wie das Ferkel sagt. Hast du Lust? Er zahlt auch nicht schlecht, bei deinem guten Aussehen müsste einiges an Honorar drin sein.« Das gab den Ausschlag, ich wollte in Paris schließlich nicht wegen allem und jedem auf Sonjas Tasche liegen.

Das »Familienalbum«, sollte ich hinzufügen, hört sich harmloser an, als es ist, damit Leute wie Sonja nicht auf dumme Gedanken kommen können. Es zeigt Hochglanzfotos von nackten Menschen unterschiedlichen Geschlechts und verschiedener Generationen, die gemeinsam ordentlich Spaß beim Spiel haben, Ringtennis, Volleyball, Bodenturnen und solche Sachen, egal ob erregt oder ermattet. Einzige Bedingungen: Die Darsteller müssen volljährig sein und den Ansprüchen des Chefredakteurs an Format und Ästhetik genügen. Ansonsten ist alles erlaubt. Weil bei den Spieleabenden der beiden Lottchen hin und wieder Hobbyfotografen mitmischten, hatten »Ich und Er«, wie ein italienischer Roman heißt, den Hannalotta mir mit anzüglichem Grinsen geschenkt hatte, inzwischen jegliche Kamerascheu abgelegt. Es schmeichelt dem Selbstbewusstsein, wenn man von den Frauen dafür bewundert und von ihren Männern beneidet wird. Und Selbstbewusstsein war das, was ich im Moment am dringendsten brauchte.

Weil es Aki mit der Volljährigkeit offensichtlich nicht so genau nimmt, hatte Lottchen II. zwei Klassenkameraden eingeladen und daraus ergaben sich für mich ein paar so reizvolle Konstellationen, dass Mutter und Tochter beim Zuschauen mit offenem Mund dasaßen. Und so kam es, dass ich so kurz nach dem Blackout dennoch die Kraft hatte, mein Honorar redlich zu verdienen. Nach der dritten Runde gönnten wir uns alle eine Pause, und worüber lässt sich besser Konversation machen als über Urlaub? Das brachte Aki, der nichts anderes im Kopf zu haben scheint als seine Kunst, auf eine Idee.

»Nach Paris willst du, Junge?«, sagte er mit einem versonnenen Blick auf meine schlummernde Männlichkeit. »Fahr nach Amsterdam. So, wie ich die Szene dort kenne, brauchst du mit dem Werkzeug da nur einen Tag Modell zu stehen, dann hast du damit eine ganze Woche Urlaub verdient, und das nicht in Gulden, sondern in harten Euros. Du bekommst von mir die Adresse einer ganz speziellen Pension, wo ein paar Kollegen von mir immer absteigen, der Rest ergibt sich dann von alleine. Aber nur, wenn du jetzt noch eine Runde mit den Damen drehst, bisher habe ich noch kein einziges Hetero-Motiv im Kasten.« Ich tat ihm den Gefallen.

Sonja log ich vor, dass mir eigentlich die alten holländischen Meister schon immer viel lieber gewesen seien als diese ewigen Monets, Manets und wie sie in Paris alle heißen. Damit überzeugte ich sie umso leichter, als über ihrem Bett ein ausgebleichter Druck von einem Maler namens Vermeer hängt, eine Erinnerung an jene Stadt, wohin sie vor gut zwanzig Jahren ihre Hochzeitsreise machte. Inzwischen ist sie zwar längst geschieden, aber wenn sie den Namen Delft hört, bekommt sie noch immer feuchte Augen, vermutlich, weil dort in einem Hotelzimmer ihre Tochter Angie gezeugt wurde. Wenn Sonja meine Pflegemutter ist, dann ist Angie wie eine Schwester für mich. Nie und nimmer würde ich sie mit zu den Lottchens nehmen, obwohl die beiden schon ein paar Mal nach ihr gefragt haben.

Wenn ich etwas hasse außer Hosenträgern, dann ist es das frühe Aufstehen. Dass Menschen morgens um acht fröhlich aus dem Bett springen und zu so nachtschlafender Zeit schon Müsli löffeln und ihre Frau küssen können, übersteigt mein Vorstellungsvermögen. Deshalb stand ich am Abend meiner Abreise eben nicht an der Amsterdamer Centraal Station, sondern erst vor dem Hauptbahnhof irgendeiner rheinischen Großstadt.

Denn wenn es sich herumsprechen würde, was ich dort auf der Herrentoilette des Bahnhofs mit eigenen Augen erlebt habe, würden sich alle Schwulen Deutschlands sofort zur Sternfahrt ins Rheinische aufmachen – zumindest die Klappenhuscher unter ihnen, und das sind mindestens doppelt so viel, wie man gemeinhin annimmt. Ich hatte Freunde und Kunden, die ihr halbes Leben auf Toiletten verbracht haben, obwohl der Geruch und die Atmosphäre, die dort herrschen, jeden halbwegs empfindsamen Mann in die Flucht schlagen müssten. Deshalb bin ich auch nie eine »Klappen-Klara«, wie man sie in diesen Kreisen nennt, gewesen. Allein der Anblick der abgerissenen, drogenzerfressenen Stricher, wie sie am Berliner Hauptbahnhof hinter den Türen mit dem breitbeinigen Männchen-Symbol verschwinden, um dort ihre Ware zur Schau zu stellen, lässt mich jedes Mal schaudern. Natürlich schmeicheln einem die bewundernden Blicke, wenn man in einer mondänen Sylter Nachtbar vor dem Urinal steht, aber das hat doch wenigstens Stil, während man gleichzeitig aus der Klimaanlage von allen Wohlgerüchen Arabiens umfächelt wird.

Nun werden Sie fragen, was einen Ästheten wie mich in eine versiffte Bahnhofstoilette im Rheinland treibt. Die Not war es, die blanke Not, muss ich Ihnen darauf antworten, wenn ich nicht wollte, dass es mir die Blase zerreißt. Ich hatte zur Feier meines ersten Urlaubs als Erwachsener drei kleine

Pils getrunken und wurde nun auf dem Heimweg zum Hotel von einem fast schmerzhaften Drang überfallen. Und weil ich gerade vor dem Hauptbahnhof stand, keine schützende Hecke weit und breit, wagte ich den Schritt hinter jene Tür, die ich bisher immer gemieden hatte.

Mein spontaner Eindruck war: Wie können so viele Männer eine so penetrante Stille verbreiten? Da standen, aufgereiht wie die Orgelpfeifen, ein Dutzend Kerle an der Wand, alle mit dem Rücken zu mir, und gaben vor, ihr Wasser abzuschlagen. Doch kein Plätschern, keine sonst üblichen Nebengeräusche waren zu vernehmen, nur diese geradezu klebrige Stille belästigte mein Ohr. Zum Glück für meine Blase war ziemlich genau in der Mitte noch ein einziges Becken für mich frei. Also Reißverschluss herunter, ausgepackt und Wasser marsch. So dachte ich.

Bis ich aus meinem rechten Augenwinkel heraus einige merkwürdige, aber unmissverständliche Handbewegungen meines Nachbarn mehr ahnte als erkannte. Ich wagte einen schnellen Blick und sah meinen Verdacht bestätigt: Der Mann bearbeitete ganz konzentriert mit der Rechten sein steifes Glied, mit der Linken knetete er den Rest. Als er meinen Blick auffing, ließ er beide Hände fallen, machte eine Vierteldrehung in meine Richtung und präsentierte mit verlegenem Grinsen sein Rohr in voller Länge. Und neben ihm die Herren machten alle das Gleiche: alle steif wie der standhafte Zinnsoldat im dänischen Märchen und ganz ungeniert ebenfalls bemüht, sich stramm zu halten. Ein Blick nach links und ich sah: Das halbe Dutzend dort stand denen rechts von mir in nichts nach.

Ich schwöre, nie im Leben bin ich mir da unten so klein vorgekommen wie hier zwischen diesen »Wichsern«, wie meine Stiefmutter sie genannt hätte. Und unter den kritischen Blicken von links und von rechts widerfuhr es mir auch noch, dass mein Strahl versiegte, ich hatte eine regelrechte Verhaltung, obwohl ich doch die drei Pils so dringend loswerden musste. Zum Glück hatte ich die Eingebung, beide Augen ganz fest zu schließen und gleichzeitig an die Hosenträger zu denken, die die Kerle um mich herum sicher unter ihren Windjacken trugen. Und schon schoss es wieder aus mir heraus, der Abend war gerettet. Mochten sich auch noch so viele Schwänze dem neuen Hund im Dorf, wie man so sagt, entgegenstrecken – ich wollte nur noch eines: in mein Hotelbett und mich dort für Amsterdam ausruhen, ohne noch vor dem Einschlafen eine Todsünde zu begehen.

Ich will Sie nicht mit Beschreibungen des Rijksmuseum und des Rembrandthuis langweilen, deswegen haben Sie mein Buch wohl auch nicht gekauft. Ohnehin hätte ich die Details aus dem Reiseführer abschreiben müssen, weil ich keine dieser Sehenswürdigkeiten von innen erlebt habe. Von innen erlebt und gesehen habe ich stattdessen alle Zimmer in meiner Pension am Leidseplein, weil dort immer und überall die Türen weit offen standen und sich keiner der Insassen scheute, vor aller Augen Unkeuschheit zu treiben – allein oder mit anderen, wie es in meinem Beichtspiegel im Religionsunterricht hieß. Aki hatte recht gehabt: Es war genau der richtige Platz, um mir mein Urlaubsgeld zu verdienen und mir gleichzeitig den letzten Schliff für meinen späteren Broterwerb anzueignen. Ich habe mich dort während dieser einen Woche mit 23 Gästen aus 8 Ländern und drei Kontinenten angefreundet – sofern »anfreunden« das richtige Wort ist für das, was sie mich lehrten. Und der Beste von allen 23 war George.

George stammte aus der Nähe von Cleveland, Ohio, hatte seine Schulzeit in einem ganz diskreten, von pädophilen

Geistlichen geführten Internat am Erie-See genossen und war dann nach New England gezogen, um dort das Milliarden-Vermögen seiner Familie zu verprassen. Als ich ihn, einen knapp 50-jährigen liebenswürdigen Bären mit dem sexuellen Appetit eines Kaninchens, kennenlernte, hätte ihm dieses Vermögen noch 278 Jahre und ein paar Monate seines exzessiven Lebensstils ermöglicht. Und dieser Lebensstil bestand einzig allein aus Schlafen, Essen und Sex: zumeist und am liebsten mit Männern, aber auch mit einem gelegentlichen Stich ins Bisexuelle, mal an exotischen Stränden, mal in Luxussaunen oder nordafrikanischen Bordellen, doch wenn die Not groß war, begnügte er sich auch mit erotischem Junkfood wie dem Glory Hole in Amsterdam, in das er mich eigenhändig einführte.

Eingeführt hat George mich an meinem letzten Urlaubstag auch in die kurioseste Sauna Amsterdams, wenn nicht Europas. Geführt wurde sie von zwei fetten Exotinnen, die so hässlich waren, dass man nicht erkannte, ob sie aus Indonesien oder Surinam stammten, und die bereitwillig Hand mit anlegten, wenn den Gast ein seltenes bisexuelles Bedürfnis überkam. Ich mag Schwulensaunen ebenso wenig wie Klappen, deshalb habe ich nur den Vergleich mit jener in Berlin, wohin mich ein deutscher Staranwalt mit dem hässlichsten Schwanz, den ich je gesehen habe, führte.

Doch während mir die in Berlin wie eine typisch deutsche Hochleistungssauna vorkam – jeder glaubte ständig mit einem Steifen herumlaufen zu müssen, in allen Ecken wurde sich so verbissen oral, anal und manuell abgerackert, als ginge es ums goldene Sportabzeichen –, hatte die Etagensauna am Amsterdamer Singel ein geradezu südländisches Flair: Was immer die Gäste machten, machten sie träge, genießerisch, unaufgeregt und verständnisvoll. Wenn ein Schwanz partout nicht stehen wollte – was sollte man ihn dazu zwingen, spritz ich heut nicht, spritz ich morgen –, dann trank man eben stattdessen ein Heineken an der Bar. So kam jeder auf seine Kosten.

Ausgerechnet an einem frühen Sonnabendnachmittag, einer Zeit, wo der schwule Holländer seinen Verdauungsschlaf hält und also tote Hose in den Saunen ist, führte mich George zum Singel. Doch weil er sich sofort in den Fernsehraum zurückzog, um sich dort ein Fußballturnier mit Ajax Amsterdam anzuschauen, stand ich allein auf weiter Flur und wäre am liebsten sofort wieder die Treppe hinuntergerannt, was sollte ich hier. Nur der anerkennende Blick der beiden Exotinnen, als mir das schlecht geknotete Handtuch von der Hüfte rutschte, hielt mich einstweilen bei der Stange.

Da ich ein reinlicher Mensch bin, ging ich als Erstes unter die Dusche und schreckte dort zwei verdächtig nah beieinanderstehende Herren auf. Doch rasch schien ihnen bewusst zu werden, dass sie das, was da an ihnen beiden hervorstand, keineswegs zu verstecken brauchten. Also machten sie ungeniert weiter mit ihren Aufwärmübungen, während ich mich mit Wasser und Seife auf meine Hygiene konzentrierte. Meine Laune wurde auch nicht besser, als ich mich wegen der defekten Sauna mit einer mäßig beheizten Dampfkammer begnügen musste, wo zum Glück nur ein einzelner Gast saß. Der versuchte zwar mein Interesse zu wecken, indem er demonstrativ an sich herumknetete, aber ich beachtete weder ihn, noch was er mir da entgegenstreckte. Ich habe manchmal solche Tage.

Plötzlich öffnet sich die Tür der Dampfkammer, herein kommt ein drahtiger, kurzgeschorener Mittfünfziger und setzt sich uns gegenüber. Ein prüfender Blick zwischen unsere Beine nach dem Motto »Was hat es heute für Schwänze im Angebot«, und schon kniet er vor mir und stopft mich in seinen

Mund. Offensichtlich scheint ihm meiner besser gefallen zu haben, es wäre auch gelacht gewesen. Nach kaum einer Minute hat er ihn, routiniert wie man in diesem Alter ist, aus dem Mittagsschlaf geweckt, eine weitere Minute später bin ich schon am Ziel. Unvergesslich aber wird mir dieser Blowjob allein wegen des dritten Manns im Raum bleiben. Kaum nämlich hatte der Drahtige mich im Mund, hörte der Zukurzgekommene auf, sich zu kneten, verließ die Kammer und warf mir vorher noch einen verachtungsvollen Blick zu, als hätte er sagen wollen: »Für mich war sich dein Schwanz wohl zu fein, aber von diesem alten Knacker lässt du dir einen blasen.« Wer weiß, vielleicht wäre der Kneter ein Freund fürs Leben geworden.

Am Tresen erwartete mich die nächste Überraschung. Ajax schien gewonnen zu haben, jetzt wollte George den Sieg gegen Ichweißnichtwen feiern, ich kenne mich nicht aus im Fußball. Doch nicht auf konventionelle Weise wie gestern durch das Glory Hole, sondern mit der Spezialität des Hauses. Die eine Exotin hatte beide Hände zwischen seine Hinterbacken und den Barhocker geschoben, weiß der Himmel, was sie dort mit ihren Fingern machte. Die andere, fettere, rollte seinen Schwanz zwischen den Handflächen, bis er stand, und gackerte dabei vor Vergnügen. Und um mir als Stammgast zu imponieren, zog George der Gackernden die Trainingshose bis zum Knie herunter und präsentierte mir ihren Busch so stolz, als ob er ihn selber gepflanzt hätte: »Schau dir das an, so eine Behaarte hast du garantiert noch nie gesehen.« Bereitwillig öffnete die Exotin die mächtigen Schenkel, George führte meine Hand, doch im nächsten Moment holte mich meine Kindheit wieder ein: Wie damals im Badezimmer mit meiner Stiefmutter griff ich in eine tiefe Pfütze. Es war hoffnungslos.

Meine Geschichte von der Bahnhofsklappe noch im Kopf, hatte George vorgebeugt. Morgen am Sonntag sollte ich in aller Frühe einen Zug nehmen, der mich noch am gleichen Abend in meine Heimatstadt bringen würde, ohne jede Unterbrechung an öffentlichen rheinischen Pinkelbecken. Um sicherzugehen, dass ich nicht verschlief, hatte er kurzerhand die Abschiedsparty für mich so spät angesetzt, dass ich direkt von dort zum Bahnhof gehen konnte. Eingeladen waren nicht nur alle 23 Gäste, sondern auch der Pensionswirt, die drei Zimmermädchen und die Köchin. Im Vergleich mit den Exotinnen in der Sauna waren sie wahre Schönheiten – und samt und sonders rasiert, was sie auch ohne falsche Scheu und Ziererei zur Schau stellten. Ich erinnerte mich an Hilde aus Bottrop und spürte ein Ziehen im Unterleib.

Gegen fünf Uhr morgens am Sonntag, als längst schon keiner der Männer mehr stehen konnte und die Mädchen sich in einer Ecke aufs Intimste zusammengekuschelt hatten, machte ich mich auf den Weg zur Centraal Station. Im Gepäck hatte ich ein dickes Bündel Geldscheine, die die Gäste in den »Opferstock«, wie George es formulierte, für meine Heimreise geworfen hatten – fast 5000 Euro, Dollar, Pfund und Schweizer Franken, selbst ein paar Lire von einem impotenten deutschen Rom-Korrespondenten. Außerdem führte ich als Starthilfe für eine zukünftige Karriere als Callboy unverzichtbare Erfahrungen und die besten Bilder mit mir, die je ein Fotograf von meinem männlichsten Teil gemacht hat. Dem Auge des Künstlers aus der Pension verdanke ich es, dass ich dort wie ein Zwillingsbruder von Alex aussehe.

Dabei lag diese Karriere in weiter Ferne, denn noch hielt ich mich brav an Sonjas Lebensregel: »Wenn du es machst, mach es für Liebe und nicht für Geld.« Doch von Liebe konnte in den Monaten, die auf Amsterdam folgten, ebenso wenig die Rede sein wie von Geld. Es war die Zeit der Orientierungslosigkeit, weil ich mir immer noch nicht eingestehen wollte, wie scharf mich steife Schwänze machen, der Verklemmtheit und der ziellosen, aber ausgeprägten Geilheit – einer Geilheit, die mir in meinem späteren Beruf half, manchmal pro Tag ein halbes Dutzend Kunden beiderlei Geschlechts zu befriedigen.

Es war die Zeit des Staranwalts mit dem hässlichen Schwanz, dessen Wurzel zwar dick wie meine war, der aber dann so spitz nach vorne auslief, dass mich sein Anblick abstieß. Dieses Anwalts, der den ganzen Abend angeblich nur zwei Bier trank, aber heimlich eine Flasche Wodka leerte, um mit mir ins Bett steigen zu können. Der von mir verlangte, wenn auch vergeblich, dass ich eine Woche lang nicht duschte, bevor er es mit mir auf seinem Wasserbett trieb. Der Gipfel der Perversion war, dass er das Hähnchen, das er mir zum Abendessen servierte, vorher mit seinem Sperma gefüllt hatte.

Und der mich mit seinem Hass und seiner nicht ausgelebten Trauer, ich weiß nicht auf was und worüber, so tief mit hinabriss, dass ich mich eines Tages auf dem Sofa des Spießers Sepp wiederfand, der mich für 300 Euro anwinselte: »Oh, was für ein schöner großer Schwanz, oh, wie schön steif er ist.« Zum ersten Mal hatte ich Sonjas Lebensregel in den Wind geschlagen und es für Geld gemacht.

FÜNFTES KAPITEL

CALLBOY IN DER PROVINZ

So abstoßend die Erfahrung mit Sepps Fettnudel auch gewesen sein mochte – und es wurde immer abstoßender, je mehr und je kräftigeren Nachschlag er forderte –, er hatte mich auf die rettende Idee gebracht. Offensichtlich bin ich kräftig genug, mit leichter Hand mal eben 500 Euro zu verdienen, dachte ich mir am Morgen danach, ohne Schaden an Leib und Seele zu nehmen. Denn dass ich keinen Schaden genommen hatte, konnte ich erkennen, wenn ich an mir herabsah: »Er« hatte sich wie jeden Morgen an unsere gemeinsame Faustregel gehalten, wonach immer er es ist, der als Erster aufzustehen hat, ob mit oder ohne fremde Hilfe.

Gestatten Sie, dass ich hier kurz abschweife und diese Faustregel erkläre, weil ich keine wirkungsvollere und gleichzeitig angenehmere Methode kenne, um mich morgens wach zu machen. Die Methode wirkt bei Frauen ebenso gut wie bei Männern, denn Schwellkörper haben beide und seien sie beim anderen Geschlecht auch noch so klein und verborgen. Bevor man schlaftrunken in die Küche taumelt, sich dort mit noch halb geschlossenen Augen einen Kaffee aufbrüht und sich womöglich an dem kochend heißen Getränk den Mund verbrennt, bleibt man doch besser im Bett und hilft dort, falls überhaupt nötig, der Natur mit der Hand auf die Sprünge. Und wenn man dann noch bewundernde Zuschauer hat – sie sind immer bewundernd, sonst würden sie nicht zuschauen –, umso reizvoller.

Monatelang habe ich zum Beispiel in der deutschen Hauptstadt ein hübsches Einzimmer-Apartment bewohnt, in das man von gegenüber einen guten Einblick hatte, wenn ich nicht die Vorhänge zuzog. Und warum hätte ich das sollen, ich brauchte mich meines Körpers schließlich nicht zu schämen, wie ich spätestens auf Sepps Sofa begriffen hatte. Überdurchschnittlich entwickelt ist bei mir auch mein scharfes Auge und deshalb konnte ich quer über den Hinterhof hinweg am Fenster einen Herrn entdecken, der sich offensichtlich nicht sattsehen konnte an meinem Frühsport und mit offen stehendem Hosenladen jede Übung gewissenhaft nachahmte. Als ich ihn nachmittags auf der Straße traf, machte er mir mit medizinischen Begriffen, die selbst ich kannte, Komplimente und bot mir eine fachmännische Generaluntersuchung an. Aber an seinen ungepflegten Haaren und dem abgewetzten Jackett erkannte ich, dass er nicht in meine Preisklasse fiel. Im Gegensatz zu ihm gab ich keinen kostenlosen Anatomie-Unterricht, unter 250 Euro pro Stunde ließ ich mich damals schon längst nicht einmal mehr anfassen, geschweige denn mehr. Er hatte nicht begriffen, dass ich meinen Muskel wie jeden Tag aus rein beruflichen Gründen trainiert hatte.

Doch zurück zu dem Zwiegespräch, das er und ich an jenem ersten Tag »nach Sepp«, wie ab sofort meine Zeitrechnung hieß, führten. Es war das reinste Kasperletheater, denn jedes Mal, wenn ich ihm einen Vorschlag machte, den andere Schwänze gesenkten Hauptes als unmoralisch abgelehnt hätten, wackelte er nur fröhlich mit dem Kopf. Wieder einmal wurde mir bewusst, dass er in seinem Element ist, sobald man ihm auch nur ein Fünkchen Aufmerksamkeit schenkt; wenn mir beispielsweise jemand im Schwimmbad auf die Badehose starrt, schwillt ihm derart der Kamm, dass ich mich nur durch einen Sprung ins Wasser retten kann.

Und wenn man ihn gar mit Komplimenten überhäuft, wie Sepp es getan hatte und viele andere es noch tun würden, plustert er sich vor Eitelkeit auf wie ein gallischer Hahn – kein Wunder, dass französische Hennen so wild auf ihn sind. Ich weiß, wovon ich rede.

Deshalb rannte ich auch sperrangelweit offene Türen ein, als ich, nackt vor meinem mannshohen Spiegel stehend, auf ihn einredete: »Wenn wir das ein oder zwei Jahre bei diesem Tarif durchziehen, sind wir endgültig aus dem Schlamassel heraus, in das Sabine uns hineingeritten hat.« Obwohl ihn das Juwelierstöchterchen nie auch nur mit dem Hintern angeschaut hatte, nickte er am ganzen Leib, wollte gar nicht mehr aufhören zu nicken vor lauter Zustimmung. Und selbst, als ich ihm androhte, dass es mit ein paar Streicheleinheiten wie bei Sepp auf Dauer nicht getan wäre, dass er sich mit allen Körperöffnungen der Kundschaft anfreunden müsste, und zwar beiderlei Geschlechts, wenn wir unser Preisniveau halten wollten, verlor er nicht die Laune. Im Gegenteil: So nachhaltig forderte er eine zweite Trainingseinheit ein, dass mir schließlich nichts anderes übrig blieb, als ihm den Gefallen zu tun – mit den unvermeidlichen, uns allen bekannten Konsequenzen.

Der nächste Schritt war der leichteste. Ich musste mich nur vertrauensvoll an Anne wenden, die mir ja schon den ersten Zahltag in meiner berufliche Karriere ermöglicht hatte, indem sie mich ganz diskret an Sepp vermittelte. Anne wusste immer Rat, zumindest in unserer nun gemeinsamen Branche, ab sofort waren wir ja sozusagen Kollegen – Kollegen im besten und freundschaftlichsten Sinn. Deshalb sei mir an dieser Stelle ein kleines Dankeschön an sie erlaubt, wo immer sie gerade anschaffen geht. Denn Anne war, und ist es hoffentlich immer noch, die perfekte Hure.

Wenn es die Prostitution als Lehrberuf gäbe – und ich wünschte es den vielen Konsumenten, die derlei Dienstleistungen in Anspruch nehmen –, dann müsste die Handwerkskammer meine Freundin Anne zur Innungsmeisterin ernennen. Denn Anne kennt nicht nur aus eigener Erfahrung alle Spielarten der Hurerei, sondern versteht es auch, einem diese Spielarten so einfühlsam schmackhaft zu machen, dass der Auszubildende jeden Tag mit Freude zur Arbeit geht. Sicher gab es für mich Momente, da ich wünschte, ich hätte etwas Ästhetischeres als Sepps Fettnudel vor mir. Doch das Bedürfnis, mir hinterher vor Ekel den Mund mit 80-prozentigem Festlandsrum auszuspülen, hatte ich kein einziges Mal, Anne sei Dank.

Vor allem aber hat sie mir das Grundprinzip des Berufs so überzeugend vorgelebt, dass es mir in Fleisch und Blut übergegangen ist: Vermittle jedem Kunden das Gefühl, dass er oder sie dein Traumkunde ist; dass es dir ein einziges Vergnügen ist, ihm jederzeit das von ihm gewünschte Vergnügen zu bereiten. Als ich das eines Tages jenem Staranwalt erzählte, der mich in eine Schwulensauna verschleppte, spottete er zwar, dass das ja wohl der »Kategorische Imperativ in der Horizontalen« sei, was immer er damit gemeint haben mag. Aber da hatte er schon mehr als seine übliche Flasche Wodka intus.

Und so kam es, dass ich meine kaum begonnene Karriere nicht mit 25-Euro-Blowjobs auf Toiletten einschlägig bekannter Kneipen abknickte, sondern dass ich mit Annes Hilfe in die besseren Kreise der Stadt vorstieß. Sie verschaffte uns eine Einladung in ein Feinschmecker-Restaurant, dessen Wirt – schon wieder also ein schwuler Gastronom – sie als meinen nächsten Kunden ausgespäht hatte. Es gab da nur ein Problem: Champagnerkelche elegant zum Mund zu führen, hatte ich ja inzwischen gelernt. Aber wie schaffte ich es, mit dem Fischmesser fachgerecht eine Forelle zu filetieren oder eine Weinbergschnecke herauszupulen, ohne dass mir das Schneckenhaus um die Ohren flog?

Deshalb ignorierte ich auch die Empfehlungen des Chefs, der es sich nicht nehmen ließ, unseren kleinen Zweiertisch ganz persönlich zu bedienen, während die anderen Gäste sich mit dem echt französischen Oberkellner zufriedengeben mussten. Nein, mir stünde der Sinn weder nach »Ochsenschwanzragout mit bretonischen Langustenherzen und blanchierten wilden Steinpilzen aus dem Limousin« noch nach »an der Gräte gebratenem Steinbeißer auf Sauce von dreierlei Selleriejuliennes«, beschied ich ihm so gewählt wie möglich, mein Gaumen lechze förmlich (genau so sagte ich es) nach seinem echt argentinischen Rindersteak auf Art der patagonischen Gauchos. Aber bitte nicht »saignant« oder »bleu«, sondern punktgenau »à point«. Zumindest diese Lektion hatte ich von meinem ständig betrunkenen Staranwalt gelernt.

Denn damals, bevor er mich in der besagten Sauna den Löwen als Frischfleisch zum Fraß vorwarf, hatte er mich in ein französisches Restaurant geführt. Auch damals hatte ich ein Steak bestellt, und zwar »englisch«, um allen unverständlichen Fragen des Garçon zuvorzukommen. Der rächte sich für die Missachtung seines bayrischen Französisch auf blutigste Weise. Erst ließ er mich auf mein Stück Fleisch eine Stunde lang warten, dann brachte er mir ein kaum handtellergroßes Rumpsteak von verdächtigem Aussehen. Der Verdacht war rasch bestätigt: Der Maître de cuisine hatte mein Fleisch so englisch wie möglich gebraten, es einmal kurz in der Pfanne geschwenkt und es mir dann, roh wie es war, servieren lassen. Innen war es so kalt und ungewürzt, als ob es noch beim Metzger vom Haken hinge. Doch weil ich damals noch zu schüchtern zum Reklamieren war, salzte und pfefferte ich, soviel die Streuer hergaben und würgte das Zeug unzerkaut hinunter.

Unser heutiger »Chef« jedoch war ein Mann anderer Art und anderer Manieren als jener niederbayrische Garçon. Er überbot sich schier an diskreten Aufmerksamkeiten, sprach

Anne mit »Madame« an und behandelte mich, als ob ich der Kleine Lord persönlich wäre. Nur sekundenlang verlor er die Contenance, als er beim Servieren flüchtig mit seinem kleinen Finger über die Innenfläche meiner Hand fuhr. Es war das beste und zarteste Steak, das ich bis heute vorgesetzt bekam und allein schon deshalb war der Abend mit »Maître Rainier«, wie seine Freunde den Schwaben Reinhold rufen durften, unvergesslich.

Anne, die mich den ganzen Abend so liebevoll wie ihr Schoßhündchen behandelt hatte, verließ gegen Mitternacht als vorletzter Gast das Restaurant, dann führte mich »Rainier« nach oben. Doch selbst als wir beide nackt in seinem ganz in Weiß gehaltenen Schlafzimmer lagen, verlor der distinguierte grauhaarige Mittfünfziger nicht seine Manieren. Angesichts von meiner durch die Witwe Clicquot angeregten Männlichkeit etwa begnügte er sich keineswegs mit Sepps plumpen Komplimenten, sondern bemühte, Gentleman, der er war, einen literarischen Vergleich, der auch mir bekannt sein musste: »Donnerwetter, Junge, das ist ja ein Enterhaken wie der von meinem Kollegen Silver aus der Schatzinsel. Der ist ja allein schon dieses stolze Honorar wert.« Für die nächste halbe Stunde waren das seine letzten Worte, weil er mit vollem Mund nicht reden mochte. Erst als ich mich hinterher auf die gleiche Weise revanchierte, brach es stöhnend aus ihm heraus: »Werd mir bloß nicht ohnmächtig, das ganze Blut muss dir doch in den Schwanz geschossen sein, so groß, wie er schon wieder ist.«

An dieser Stelle schulde ich den Lesern eine Beschreibung meines Handwerkszeugs, sonst denken manche von ihnen womöglich, ich hätte ein Monster zwischen meinen Beinen großgezogen. Nicht entfernt lässt es oder »Er« sich etwa vergleichen mit jenem schwarzafrikanischen Gast, bei dem ich sage und schreibe 34 Zentimeter gemessen habe. Deshalb wurde er auch trotz allen Bemühens bestenfalls so hart, wie ich es nach der dritten Nummer bin. Jedes Kondom war ihm zu klein und als ich ihn beim ersten Mal durch die Tür kommen sah, dachte ich spontan: »Warum hat sich dieser Angeber denn seine Jeans ausgestopft?« Doch von wegen Attrappe, alles erwies sich beim Auspacken als echtestes Leben. Der Mann war todunglücklich, dass die Medizin bisher das Problem der Penisverkleinerung noch nicht gelöst hat.

Doch ein Gentleman verschweigt seine genauen Maße, selbst wenn er sie bis auf die Kommastelle genau kennt, sonst läuft er Gefahr, als Prahlhans verkannt zu werden. Schließlich war mein Ehrgeiz als Callboy immer, nicht meine eigene Eitelkeit, sondern die Kundschaft zu befriedigen.

Durch meine zierliche Figur – ich bin bei einer Körpergröße von 1,64 nur 58 Kilo schwer – und mein jugendliches Aussehen bin ich während der ganzen Zeit als Callboy vor allem von »reifen Herren«, Typ Sugardaddy, bevorzugt worden, die sich, ohne mit der Wimper zu zucken, meine Tarife leisten konnten. Weil mir Kinderschänder zuwider sind, habe ich mich manchmal sogar um zwei, drei Jahre älter gemacht, um nicht für einen 16-Jährigen gehalten zu werden. Und so war es nicht weiter verwunderlich, dass auch mein dritter von Anne vermittelter Kunde zur Altersklasse von Sepp und Reinhold zählte. Nur dass dieser Julius, in seinen Kreisen »Julchen« genannt, eher in die charakterliche Kategorie Sepp fiel. Von einem Gentleman, wie »Rainier« es war, keine Spur.

An Julchen stimmte fast nichts außer dem Vermögen, das er von seinem früheren Lebensgefährten, einem reichen Galeristen, geerbt hatte. Er besaß eine edle Boutique – aber keineswegs für Männer, wie es seiner Neigung entsprochen hätte, sondern ausschließlich für Frauen. Jeder Zahn im Mund trug eine Jacketkrone, das kurze, dunkelbraune Haar war gefärbt, die von den vielen Sonnenstudios gegerbte Haut so faltig wie bei einer alten Indianerin. Sein väterliches Lächeln sollte Warmherzigkeit vortäuschen, verschleierte jedoch nur das zickige Getue des alternden Schwulen. Und was er für einen federnden Gang hielt, war ein einziges tuntiges Dahinschweben.

Bezeichnenderweise empfing er mich in seiner Villa nicht im eleganten Freizeitlook, der einem Boutiquenbesitzer angestanden wäre, sondern gleich im Morgenmantel, unter dem er erkennbar nichts trug, wohl um mir zu zeigen, dass er keine Zeit zu verlieren hatte. Er setzte mich in einen geschmacklosen goldpatinierten Sessel, schenkte mir – ausgerechnet mir Champagnerfan – einen abgestandenen Prosecco ein und wollte schon nach dem ersten Schluck wissen, ob die Maße, die ich ihm am Telefon genannt hatte, auch tatsächlich stimmten, das sei ganz wichtig für ihn. Nachdem er sich allein durch den Augenschein davon überzeugt hatte, anfassen wollte er weder ihn noch mich, ging er vor meinem Sessel in die Hundestellung, schlug seinen Morgenmantel zurück und forderte mich auf, ihn von hinten zu besteigen und in seinen hässlichen knochigen Altmännerarsch hineinzustoßen.

Da ich mich zum Glück zu Hause mit einer Flasche Veuve Clicquot angeheizt hatte, konnte ich ihm trotzdem ohne jedes Vorspiel seinen Wunsch erfüllen; nur als ich, wie es in dieser Stellung üblich ist, um ihn herumgriff, um seinen schlaffen Troddel zu massieren, schlug er mir auf die Finger: »Ficken, du Sau, sonst nichts.« Diese Frechheit sollte er mir büßen.

In meiner Berufsehre gekränkt, spürte ich in mir eine Wut hochsteigen wie damals bei der Bankiersgattin Jenny und ihrem Zwerg Nase, also begann ich so brutal in ihn hineinzustoßen, dass er kreischte vor Schmerz. Und da er von vielen vergleichbaren Ritten so geweitet war, dass ich keine nennenswerte Reibung verspürte, dauerte es eine knappe Stunde, bis ich am Ziel war und er wimmernd unter mir zusammenbrach. Dann, immer noch mit schlaffem Troddel, schaute er auf seine Rolex, die vermutlich so echt war wie seine Haarfarbe, runzelte die Stirn und murrte: »Nur 56 Minuten, obwohl ich für eine Stunde bezahlt habe. Aber man ist ja Mensch, der Rest ist Trinkgeld.« Dann durfte ich die Hose wieder hochziehen, im nächsten Moment führte er mich zur Haustür, warf noch einen ängstlichen Blick auf die Nachbarhäuser und entließ mich dann in Ungnaden. Immerhin reichte das Trinkgeld für einen doppelten Dimple in der nächsten Eckkneipe, um den Alte-Männer-Geschmack herunterzuspülen. Das Taxi nach Hause ging zwar auf meine Kosten, doch das zahlte ich leichten Herzens. Dieses Honorar hatte ich mir redlich verdient.

Als jedoch Sepp meine Dienste immer häufiger und für immer abstoßendere Spielarten in Anspruch nehmen wollte und auch Reinhold erste Anzeichen von Eifersucht zeigte, wurde es Zeit für einen Ortswechsel. Anne wäre der einzige Mensch gewesen, der mir jetzt noch hätte weiterhelfen können, doch sie war gerade wie in jedem Jahr für eine Woche abgetaucht, um sich bei einem Gipfeltreffen Hamburger Zuhälter die Seele aus dem Leib zu vögeln. Da saß ich also in meiner Sackgasse, mit ein paar Kunden, die mir zuwider waren und sonst keinem Job, um mir mein Verhältnis mit Madame Clicquot noch leisten zu können. Also ließ ich mich kreuz und quer durch Deutschland treiben, zog dabei auch in Hotelbars den einen oder anderen Auftrag an Land, der mir einen Monat lang über die Runden half, und fühlte mich überflüssig und verloren, ohne so recht zu wissen warum. Bis mir eines Morgens irgendwo im Rhein-Main-Neckar-Gebiet ein kostenloses Anzeigenblatt in die Hände fiel.

Ganz versteckt auf der letzten Seite, zwischen Gebrauchtwagenhändlern und Beerdigungsunternehmern, bot da ein Dutzend Callgirls ganz diskret seine Dienste an. Keine körperlichen Details, keine sexuellen Vorlieben, keine Preise, immer nur: Erfahrenes Callgirl erfüllt Ihnen jeden Wunsch, und dann eine Handynummer, sonst nichts. Das, dachte ich, kann ich auch.

Am nächsten Morgen fuhr ich zur Anzeigenannahme des Blattes und gab gegen Vorauskasse den folgenden Text auf: »Stark gebauter Callboy verwöhnt Sie, Ihn und Paare.« Doch obwohl die Dame von der Zeitung das »stark gebaut« wieder strich (»Das werden die Leute schon früh genug herausfinden«, kicherte sie), klingelte, kaum war die Anzeige erschienen, von morgens bis abends mein Handy – nur dass ich kein einziges Mal den Mut hatte, dranzugehen und deshalb alle mit meiner Mobilbox vorlieb nehmen mussten. In diesem eher ländlichen und gottesfürchtigen Landstrich war ich in eine Marktlücke gestoßen.

Achtzig Prozent der Anrufer, die auf mein Band gesprochen hatten, waren einzelne Herren mit zumeist heiseren Stimmen, bei dem Rest handelte es sich um Paare, und immer hatten die Männer ihre Frauen vorgeschickt, Frauen mit herbem, herrischem Tonfall. Viele Anrufer hatten in ihrer Aufregung vergessen, die Telefonnummer anzugeben, die anderen rief ich zurück und machte eine erstaunliche Erfahrung: Die Frauen erkundigten sich als Erstes nach dem Preis und legten meistens auf, als ich ihnen meinen stolzen Stundenlohn nannte. Die Männer wollten ausnahmslos vorab meine »ähm … Länge, Sie wissen schon« erfahren. Danach spielte das Geld keine Rolle mehr.

Schon nach der ersten Woche kannte ich, so schien es mir jedenfalls, alle Hotels meiner neuen Heimat, ein paar Privatwohnungen mit gut getarntem Hintereingang nicht mitgerechnet. Fast immer waren es jene einzelnen Herren mit heiserer Stimme, die, nachdem sie ihre Neugier befriedigt hatten, alle das Gleiche wollten: manuell und/oder oral, anal, etc. Bei den wenigen Paaren handelte es sich ausnahmslos um Frauen, die um des lieben Ehefriedens willen dem Gatten eine kleinen Abstecher ans andere Ufer gönnen wollten, sofern sie dabei zuschauen durften, es sollte schließlich alles seine Ordnung haben. Auch das war mir recht, selbst wenn die gebannten Blicke der Damen oder ihre indiskreten Fragen (»Fickst du lieber mit Frauen oder mit Männern«) mich mitunter aus dem Konzept brachten.

Die härteste Nummer zum Beginn meiner Callboy-Karriere wurde mir von zwei Frauen abverlangt. Schon am Telefon hätte ich Unrat wittern müssen, als mir die eine der beiden mit strenger, schmallippiger Stimme von vornherein meine Grenzen aufwies: »Und wehe du Schwuchtel wagst es, meiner Freundin an die Muschi zu gehen.« Doch die Garantiesumme von 800 Euro für den Nachmittag zu dritt ließ mich alle Bedenken über Bord werfen.

Es war die bisher ekelhafteste Erfahrung meines jungen Berufslebens – trotz Sepps Perversionen und Julchens Altmännerarsch. Die beiden Kampflesben, als die sie sich rasch entpuppten, waren nicht nur ein unästhetischer Anblick, die eine wie die andere, umso mehr, nachdem sie sich die Kleider vom Leib gerissen hatten – sie verletzten auch noch alle Grenzen des guten Geschmacks. Kurzgeschoren am Kopf und blankrasiert zwischen den Beinen, stellten sie aufs Unvorteilhafteste ihre Schmallippigkeit oben wie unten zur Schau – die hässlichsten Münder und die hässlichsten Mösen, die ich je gesehen hatte. Selbst meine breitbeinige Stiefmutter am FKK-Strand war dagegen eine Wohltat für das Auge des Betrachters gewesen.

Doch das alles war ja erst der Anfang der Qualen, denen ich drei Stunden lang ausgesetzt war. Ehe ich mich versah, hatte die Wortführerin der beiden, die auch die Kräftigere war, mir mit einem mächtigen schwarzen Dildo einen Schlag zwischen die Beine versetzt, »damit der Bock die Finger von seinem Schwanz lässt, wenn er uns dabei zuschauen darf«. Denn zuschauen musste ich, ob ich wollte oder nicht, das war überhaupt der Grund für das überdurchschnittliche Honorar, es war jener Kitzel, nach dem die beiden perversen Furien vor allem gierten.

Während ich mit fest verschlossenem Hosenladen im Sessel hing, wälzten sie sich, die eine knochig, die andere moppelig, splitternackt und offen bis zum Anschlag vor meinen Augen. Mit Zungen so groß wie die von Stuten oder Kühen leckten sie sich derart schweinisch am ganzen Körper ab, dass sie rasch vom Speichel der anderen nur so troffen, nicht nur zwischen den Beinen. Es würgte mir im Hals, vor allem wenn die dürre Wortführerin immer wieder in Beschimpfungen ausbrach wie: »Das gefällt ihr wohl, dieser widerlichen Tunte, wie wir uns lecken, so was Schönes hat sie noch nie im Leben gesehen, diese verdammte schwule Sau.« Und das alles immer in der dritten Person, als ob die »dreckige Schwuchtel« es nicht wert sei, direkt angesprochen zu werden.

Weil aber selbst bei den zähesten Kampflesben nach einer Stunde die Zungen erlahmen, waren irgendwann härtere Kaliber gefordert. Dass ich mit meinem Kaliber in die Bresche gesprungen wäre, schied von vornherein aus, weil erstens selbst ich beziehungsweise »Er« nicht das für sie nötige Format hatte und sie ihn zweitens selbst dann keines Blickes gewürdigt hätten, wenn meine Freundin, die Witwe aus der Champagne, mich hätte aufrichten können. Die 800 Euro hatten sie schließlich nur gezahlt, um mich und mit mir das gesamte männliche Geschlecht demütigen zu können.

Zum Glück für seelische Krüppel wie die beiden vor mir auf dem Bett, die die Reize des Originals nicht zu würdigen wissen, gibt es die Hartgummi-Industrie und ihre Produkte. Nicht nur mächtige schwarze Dildos, mit denen man den Tunten und Schwuchteln zwischen die Beine hauen kann, sondern ebenso große, ewig steife Godemichés zum Umschnallen, die man in die moppelige Freundin so lange hineinhämmert, bis die mit ihrem Gebrüll sogar ein Open-Air-Konzert der Stones übertönt. So jedenfalls empfand das mein Trommelfell, während ich schlaff und antriebslos in meinem Sessel hing wie ein frisch kastrierter Eunuch. Es sollte volle drei Tage und doppelt so viele Flaschen Champagner dauern, bis die Wunde zu heilen begann.

Dann erst begann sich meine Widerstandskraft und auch alles andere zu regen. Hatte ich nicht den Mittelfinger des Lebensgefährten der Mutter, die Handgreiflichkeiten der Stiefmutter im Badezimmer und die stinkende Nummer im Pferdestall mit Elke weggesteckt, ohne Schaden an meiner Potenz und meiner Lebensfreude zu nehmen? Sollten es ausgerechnet zwei Kampflesben mit Neigungen am anderen Ende meiner erotischen Skala schaffen, mich zum Sex-Invaliden zu machen? Nein, diesen Triumph wollte und durfte ich ihnen nicht gönnen, umso mehr, als endlich auch »Er« wieder unmissverständlich seine Morgengymnastik einforderte. Hinterher ging ich in die Küche, brühte mir einen Kaffee auf und begann nachzudenken.

Bisher hatte ich aus rein wirtschaftlichen Überlegungen meinen Schwanz überall dort hingehalten, wo der Preis stimmte. Ich hatte jeden Auftrag angenommen, soweit die Kräfte reichten, ohne Ansehen von Geschlecht, Aussehen und Neigungen des Kunden, solange ich von hinten her unversehrt blieb und nicht von Sadomasochisten mit Fäkalien übergossen wurde. Ich hatte mir von verklemmten Handelsvertretern, die zu Hause den Mustergatten mimten, einen blasen lassen; ich hatte einen emeritierten Professor vor den Augen der Frau Professorin befriedigt, während sich die Dame dabei unverhohlen einen abrieb. Ich hatte sogar auf einem Polterabend nicht nur den Bräutigam, sondern auch fünf Bundeswehrkameraden nach allen Regeln meiner Kunst durchgezogen, weil die Braut und ihre Freundinnen »so etwas Lustiges« noch nie gesehen hatten. Damit war jetzt Schluss, ich brauchte Ordnung in meinem Beruf.

Der erste Versuch, wie es meistens so ist, schlug fehl. Die protzige Anzeige einer »Eskort-Agentur« in unserer Lokalzeitung hätte mich eigentlich misstrauisch machen müssen – »nur für allerhöchste Ansprüche«, »luxuriöser Dienstwagen mit Dreiklanghupe«, »Dankesschreiben aus Tokio, Rio und Kappstadt«(jawohl: Kappstadt) –, doch der Reinfall mit den Kampflesben steckte mir noch immer so tief in den Knochen, dass ich um jeden Preis einen Makler wollte, der mir so etwas zukünftig vom Leibe hielt. Das Dumme war nur, dass dieser Makler mir am liebsten selber zu Leibe gerückt wäre.

In einem Einzelhaus, wie es sich neureiche Spießer in den Fünfzigern geleistet haben, empfing mich ein braungebrannter Bodybuildertyp mit Bauchansatz, nicht mehr ganz weißem Baumwollhemd und onduliertem schwarzen Haar, das dringend einen Ölwechsel gebraucht hätte. Als Erstes legt er mir ein Album mit Hochglanzfotos von fast nackten Damen und Herrn vor, die »meine Agentur in ganz Europa vertritt – alle Länder, alle erotischen Themen sozusagen, wenn Sie verstehen«. Dann führte er mich durchs Haus: Kleinbürgersauna, die Badezimmer immerhin mit Bidet, und einen bis auf ein Kingsize-Wasserbett unmöblierten »Entspannungsraum«, bis wir schließlich hinter einer Tür mit dem Schild »MANAGEMENT« landeten, wo ich meinen Personalbogen mit genauen körperlichen Merkmalen, Neigungen und Größenangaben auszufüllen hatte. Spätestens als er ein Maßband aus der Hosentasche holte und meine Angaben überprüfen wollte (»Sie wissen, es wird so viel gelogen in der Branche, aus ihrer Mücke machen viele einen Elefanten, hohoho«), wusste ich, dass ich einen anderen Agenten brauchte als diesen hier.

Doch mein Schutzengel, der bisher über jeden Schritt meiner Karriere als männliche Hure gewacht hatte, meinte es auch diesmal gut mit mir. In einer Hotelbar lernte ich einen jener feingeistigen Bankmanager kennen, wie es sie selbst im Großraum Frankfurt noch hin und wieder gibt und dessen einzige heterosexuelle Neigung Madame Veuve Clicquot gehörte. Umso ausgeprägter war sein, wie er es verschämt nannte, »bisexueller Appetit« auf das, was ich ihm später in seiner Luxussuite vorstellen durfte. Weil er jedoch so einfühlsam und feingeistig wie ein wahrer Künstler damit umging, ertrug ich es auch, dass er mich hinterher mit seinen eigenen Gedichten langweilte. Und weil er immer selbstlos genug war, seine Genüsse mit anderen Connaisseurs – er meinte damit sich und seine gleichgesinnten Freunde – zu teilen, nahm er mich ein paar Tage später zu einer Vernissage mit, wo nicht nur die richtige

Sorte Champagner gereicht wurde, sondern wo er mich auch der Traumfrau Vanessa zuführen konnte. Traumhaft war alles an ihr: der Blick, die Bewegungen, die Konversation und die Ausstrahlung. Ihr und ihrem geradezu übersinnlichen Einfühlungsvermögen verdanke ich es, dass ich endgültig in den Bereich der vierstelligen Callboy-Honorare vorstieß.

SECHSTES KAPITEL

IN DER HIGH SOCIETY

Wer es wagt, eine Frau mit einem »Traum« zu vergleichen, begibt sich auf brüchiges Eis – umso mehr, als er mit dieser Frau eine tiefe Seelenverwandtschaft verspürt und deshalb leicht in den Verdacht gerät, voreingenommen zu sein. Außerdem: Wie hat eine Traumfrau auszusehen? So blond wie Anita Ekberg oder so nachgemacht wie Bo Derek, so rätselhaft wie die Garbo oder so seelenvoll wie die Schell? Der eine träumt von einer Liebesnacht mit einem Supermodel, wie die Klatschpresse diese Anziehpuppen hochjubelt, dem anderen schlafen schon beim Gedanken daran die Füße ein. Stattdessen sehnt er sich nach der Bedienung vom Oktoberfest, bloß weil er, als sie sich nach einem Bierkrug am Boden bückte, unter ihrem Dirndl nichts als Haare sah.

Oder man macht es sich so leicht wie ein Kollege von mir, ein bekennender Hetero, der trotz seiner vielen Erfahrungen im Dienst immer noch behauptet: »Jede Frau ist schön, jedenfalls da unten.« Ich will es dennoch versuchen, Ihnen meine Traumfrau Vanessa zu beschreiben, auch wenn ich mich bei der »da unten« ausschließlich auf meine Fantasie verlassen muss. Denn gezeigt hat sie mir in all den Jahren, da ich für sie arbeiten durfte, nicht einmal von Weitem, ebenso wenig wie sie je verlangt hat, »ihn« nachzumessen, wie es der ondulierte Bodybuilder von der »Escort-Agentur« am liebsten gemacht hätte. Vanessa hat sich stets und ausschließlich auf mein Wort verlassen, so wie ich mich auf ihres verlassen konnte. Es muss wohl tatsächlich so etwas wie eine Seelenverwandtschaft zwischen uns geherrscht haben.

Vanessa war damals, als ich ihr auf der Vernissage von meinem dichtenden Banker vorgestellt wurde, Mitte vierzig und sah hinreißend aus, eine Schönheit, wie ich sie selten gesehen habe: schulterlanges kastanienbraunes Haar, sicherlich kein

BH, ein kurzer schwarzer Rock, der aufs Vorteilhafteste ihre langen Beine betonte, den Mund von Jaqueline Bisset und die Ausstrahlung der Loren. Die meisten Männer hätten bei dieser Ausstrahlung einen Steifen bekommen, doch selbst ich verspürte spontan dieses wohlige Ziehen im Unterleib wie damals, als Sophia Loren die Gruppen für die Fußballweltmeisterschaft in Italien ausloste und sich jeder männliche Zuschauer von ihr, so wie sie die Los-Kugeln über die Handfläche rollte, an den Eiern gekrault fühlte. Mit einem halb ironischen, halb lüsternen Lächeln gab sie zu erkennen, dass mein Signal bei ihr angekommen war, dann warf sie, kaum wahrnehmbar, einen Seitenblick auf meinen Hosenladen, um ihren Blick schließlich verschämt wie eine Nonne sinken zu lassen. Spätestens jetzt war ich gezwungen, mir das Ausstellungsprogramm mit beiden Händen schützend vor den Schritt zu halten. »Die ist in ihrem Herzen eine ebensolche Schlampe wie du«, sagte ich zu mir.

Mein Verdacht schien sich zu bestätigen, als inmitten des Getümmels um das kalte Büfett tastende Fingerspitzen meinen Härtegrad erkundeten, doch die Hand blieb auch noch dort, als Vanessa mit ihrem Tellerchen längst entschwunden war, was sie weiter in meiner Achtung steigen ließ. Eine Lady, die diesen Titel verdient, greift schließlich nicht wildfremden Männern in aller Öffentlichkeit an den Schwanz, da hatte ich wieder einmal einen Rückfall in die Zeit mit meiner ordinären Stiefmutter erlitten. Also überließ ich mich eben weiter jenen Fingern, deren Besitzer sich später als Geschäftsfreund meines Bankiers entpuppte und in dessen Bett wir schließlich zu dritt – die beiden Finanzhaie und ich – den Abend zur allseitigen Befriedigung beendeten. Und das sollte sich als Glücksfall für mich herausstellen.

Denn indem ich die beiden bis zur Erschöpfung auf ihre Kosten kommen ließ, hatte ich, ohne es zu ahnen, meine Aufnahmeprüfung für »Vanessa's Boys« bestanden und gehörte jetzt zum handverlesenen Kreis von zwei Dutzend Callboys der höchsten Einkommensklasse – wenn ich nur wollte. Vanessa hatte den Schwanzgrapscher vom kalten Büfett, einen ihrer treuesten Stammkunden, vorgeschickt, um mich zu testen. Offensichtlich scheine ich in jener Nacht alles richtig gemacht zu haben, denn zum Abschied weit nach Mitternacht steckte mir der ermattete Tester neben einem Bündel Geldscheinen nicht etwa seine eigene, sondern Vanessas Visitenkarte zu: »Ruf sie an, gleich morgen, für solche Lümmel wie deinen hat Vanessa immer Verwendung.« Er sollte recht behalten.

Zwölf Stunden später saß ich unausgeschlafen, aber halbwegs ausgenüchtert in einem der edelsten Cafés der Stadt meiner zukünftigen Chefin gegenüber. Wieder die makellos langen Beine, der elegante schwarze Mini, die Loren-Ausstrahlung und der Bisset-Mund, der alle Herrlichkeit der Welt versprach, die ich doch nie zu sehen bekommen würde. Vermutlich unterzog sie sich, wie es in diesen Kreisen üblich ist, einer täglichen Intimrasur, um diese Herrlichkeit noch besser zur Geltung zu bringen. Allenfalls ließe sie direkt über der Spalte eine schmale Landebahn von Schamhaaren stehen, wie es die Models tun, und ihren kostbaren Intimschmuck würde sie nur an den höchsten Feiertagen anlegen. Wieder fühlte ich die Loren meine Eier kraulen, wieder dieses Ziehen im Unterleib und wieder dieser ironisch-lüsterne Blick. Sie wusste alles über mich und sie zeigte es mir auch unverhohlen.

Ich will Sie nicht mit den geschäftlichen Klauseln langweilen, die ich an jenem späten Nachmittag mit Vanessa vereinbarte. So viel sei immerhin verraten: Ihre Fragen nach meinen

Neigungen, meinen Praktiken und meinen Maßen waren so präzise, so professionell und so unverblümt formuliert, dass ich es mit einer intimen Branchenkennerin zu tun haben musste, die sich vermutlich von ganz unten hochgedient hatte. Und sie schien Freude an den Details zu haben, die ich über mich ausbreiten musste, denn als ich die Zahl nannte, die sie am meisten zu interessieren schien, kicherte sie anerkennend und wiederholte schmunzelnd: »Soso, Komma achtundsiebzig, du scheinst es sehr genau zu nehmen mit ihm, das schätze ich. Und die Kundschaft schätzt das auch, das vor allem interessiert sie.«

Weil selbst in den edelsten Cafés die Gäste an den Nebentischen gespitzte Ohren haben, waren wir inzwischen in ihrem Penthouse-Büro hoch über der Stadt gelandet. Dort machten wir Nägel mit Köpfen, formulierten aber in dem schriftlichen Vertrag lediglich die Eckpunkte, alles andere musste der berufliche Alltag ergeben. Um es auf den kleinsten Nenner zu bringen: Sie lieferte die Software, ich hatte die Hardware zu stellen. Getreu dem Versprechen, das ich vor bald zehn Jahren dem Direktor jener kaufmännischen Privatschule in meinem Heimatort gegeben hatte, ließ ich von allem, was auch nur entfernt mit Buchhaltung und Betriebswirtschaft zu tun hatte, die Finger und konzentrierte mich auf das, was ich beherrschte: anderen Menschen, egal welchen Geschlechts, Vergnügen und Wohlbefinden zu vermitteln, ihnen, um es unterm Strich zu formulieren, so viele Abgänge zu verschaffen, wie ihr Körper und ihre Fantasie hergaben.

Das funktionierte in der Praxis so: Vanessa vermittelte mir die Kunden, organisierte meinen Terminkalender, erledigte den Zahlungsverkehr und führte mir die Buchhaltung; ich hatte den Rest zu besorgen. Jeden Freitag war Zahltag, wie in der

Fabrik: Im Halbstunden-Rhythmus hatten die »Boys« einzeln in Vanessas Penthouse anzutanzen – keiner sollte dem anderen in die Karten schauen können –, wo ihm ein Umschlag mit DM-Scheinen und eine detaillierte Abrechnung in die Hand gedrückt wurde. Und diese Abrechnungen waren, das erkannte selbst ich mit meinem beschränkten betriebswirtschaftlichen Wissen, kleine Meisterwerke der Buchhaltungskunst: Jede einzelne unserer Dienstleistungen war aufgeschlüsselt nach Dauer und Art (»O« stand für oral, »A« für anal usw.), häufig auch mit Überstunden und Schmutzzulage.

Obwohl ich noch heute den Beruf des Callboys als einen künstlerischen sehe (in die Tarifgruppe der Sozialarbeiter oder Handwerker fallen eher die Stricher beiderlei Geschlechts), fühlte ich mich an jedem Freitagnachmittag wie ein Arbeiter oder Angestellter: aaaaaaaaaach, endlich Feierabend, endlich Wochenende. Und so wie ein Schlosser oder Klempner dann erst einmal seine Stammkneipe ansteuert, um sich auf zwei freie Tage mit der Familie einzustimmen, so hatten auch wir unsere Technik des Abschlaffens.

Der eine verbarrikadierte sich mit Videofilmen, Fertiggerichten und einem Kasten Bier bis zum Montag in der eigenen Wohnung, der andere raste zum Flughafen, um einen billigen Wochenendurlaub in Paris, Rom oder Amsterdam zu schießen und ein dritter ließ sich in seinem Heimatdorf zwei Tage lang von Mami verwöhnen. Ich dagegen steuerte die nächstbeste Boutique an und verplemperte dort manchmal bis zu 2000 Euro für Klamotten, die ich dann doch nie tragen würde. Wenn mir dabei ein einfühlsamer junger Verkäufer zur Hand ging, umso besser, dann war das eben auch ein Bestandteil meiner Feierabendentspannung. Merkwürdigerweise sind mir solche Handreichungen nie bei Verkäuferinnen widerfahren.

Doch bevor mich Vanessa auf die Kundschaft losließ, musste ich, wie sie es ironisch nannte, »erkennungsdienstlich erfasst« werden, zu deutsch: Sie schickte mich zu ihrem Hausfotografen. Der Mann, Typ älterer Pädophiler, schien seinen Beruf zu lieben. Einen ganzen Nachmittag ließ er mich in allen Positionen, Zuständen und Lagen vor seiner Kamera posieren, mal hochgeschlossen, mal splitternackt, fast immer mit knallsteifem Schwanz, aber zwischendurch auch mal mit Eiswasser künstlich geschrumpft, damit sich jene Kunden, die das Knabenhafte liebten, ihre Illusionen machen konnten. Dass Otto, wie der Fotograf hieß, mitunter allzu penibel an mir herumgriff, nahm ich in Kauf und buchte die beiden Abgänge des Nachmittags innerlich als Betriebsunkosten ab. Man muss sich solche Leute warmhalten.

Abends stellte mich meine Chefin dann dem harten Kern der Mannschaft vor, den acht vielseitigsten und ausdauerndsten ihrer Leistungsficker. Vanessa beschäftigt aus Prinzip nur Männer, und auch meist nur solche, die beide Ufer der Sexualität abdecken können. Männer seien einfach zuverlässiger und pflegeleichter als diese Zicken, die viermal pro Woche ihre Tage hätten und dann auch noch zum Beischlafdiebstahl neigten, weil sie eben eine Öffnung mehr hätten als die Männer, um ihre Beute darin zu verstecken. Einmal hätte sie sogar von ihrer eisernen Regel abweichen und mit eigenem Leib auslöffeln müssen, was ihr die Zicke eingebrockt hatte. Denn das Opfer war ein so einflussreicher Politiker gewesen, dass ihr nichts anderes übriggeblieben sei. »Aber«, vertraute sie mir dann halblaut an, ohne einen Namen zu nennen, »das war keine große Sache. Die Politiker sind alles Schlappschwänze, jedenfalls die, die bisher zu uns kamen.« Monica Lewinsky scheint da andere Erfahrungen gemacht zu haben, aber das war ja auch dort, wo Männer noch Männer sind, wie die Zigarettenwerbung behauptet.

Zurück zu den acht neuen Kollegen, denen mich Vanessa gerade als ihre jüngste Entdeckung präsentierte. Beim Anblick der Tafelrunde, die da Berge von Roastbeef mit Bratkartoffeln in sich hineinschaufelte, beschlich mich als Erstes jenes Minderwertigkeitsgefühl, von dem ich seit der Kindheit immer wieder heimgesucht werde. Vor mir saßen acht braungebrannte Bodybuilder in Hugo-Boss-Anzügen, jeder von ihnen war mindestens zehn, wenn nicht zwanzig Zentimeter größer als ich. Da half es auch nichts, dass sie allesamt in die Kategorie von Mann fielen, die Anne immer als »Kleiner Kopf, kleiner Schwanz« abqualifiziert hatte. Denn das mit dem »klein« konnte hier allein schon deshalb nicht stimmen, weil Vanessa bei ihren Angestellten Mindestgrößen voraussetzte und, wie ich inzwischen wusste, die Messlatte an dieser Stelle ziemlich hoch anlegte.

Doch spätestens als der Muskelmann mit dem größten Berg Bratkartoffeln vor sich den Mund öffnete, schwand mein Komplex. »So eine halbe Portion«, zickte er mit seiner piepsigen Micky-Maus-Stimme. »Soll der mir vielleicht die Eier lecken, wenn mir der Schwanz nach dem sechsten Mal nicht mehr steht?« Vanessa kühler Blick brachte ihn zum Schweigen, mir aber ging schlagartig auf, dass ich wieder einmal in eine Marktlücke hineinstoßen würde.

Diese acht zukünftigen Kollegen gehörten allesamt dem Typ »Potenter Deckhengst« für den rustikalen Herrn oder die rustikale Dame an, Roastbeef mit Bratkartoffeln fürs Bett sozusagen, je größer die Portion, umso besser. Mich aber hatte Vanessa für jene Feinschmecker engagiert, die flambierte Filetspitzen oder Seezunge Dover in Champagnersauce bevorzugen. Für jene kultivierten Individualisten also, meist über fünfzig, die die kokaingesättigten Massenvögeleien der Prominenz meiden und sich lieber im kleinsten Kreis, allenfalls gemeinsam mit dem Freund oder der Ehefrau, verwöhnen lassen. Mit einem Wort: für jene, die einen so wie mich suchten.

Aber mit steigendem Alkoholkonsum – sie Fassbier, ich Veuve Clicquot – wurden die Kollegen zutraulicher. Und weil diese sexuellen Schwergewichte mit mir Fliegengewicht Mitleid hatten, glaubten sie mir ein paar Verhaltensregeln für die schwierigeren Kunden geben zu müssen. »Wenn du eine empfindliche Nase hast, hüte dich vor dem Schauspieler Soundso, der hat Schweißfüße zum Gotterbarmen.« – »Dieser Politiker Soundso, wo man Wunder was in der Hose vermutet, so breitbeinig, wie er immer daherkommt, bei dem würde nicht einmal eine Japanerin die Maulsperre in ihrem Mündchen bekommen.« – »Mit der Alten von diesem Chefredakteur, die so bescheuerte Gedichte schreibt, kannst du praktisch alles machen, nur lass dir nie einen blasen von ihr, die beißt ihn dir womöglich ab, wenn sie durchdreht. Und die dreht immer durch, wenn sie einen im Tee hat.« Und so weiter und so weiter, so dass es mir gegen Mitternacht schien, als ob ich jetzt die Schwänze des halben Bundestags und die Mösen aller Berlin-Korrespondentinnen kennen würde.

Bis Vanessa mit einem scharfen »Schluss jetzt« den ganzen Nuttentratsch vom Tisch wischte. »Wir gehen jetzt alle ganz brav in die Heia, und zwar jeder für sich, damit wir morgen Abend schön ausgeruht und steif sind. Und vergesst nie: Wenn auch nur einer der Namen, die heute genannt wurden, den Raum verlässt, seid ihr weg vom Fenster, und zwar für alle Zeiten. Diese Leute verstehen keinen Spaß. Und sie haben die Möglichkeit, euch das spüren zu lassen.« Eine eiskalte Brise wehte plötzlich durch den Raum, obwohl Türen und Fenster fest verschlossen waren. Ich hatte gerade meine wichtigste Lektion in Vanessas Diensten gelernt.

Wenn es dieser Warnung, nie auch nur die Anfangsbuchstaben eines Namens auszuplaudern, jetzt noch bedurft hätte, wäre spätestens nach dem Blick in die Augen zweier Security-Männer der Groschen gefallen. Die beiden dienten meinem ersten großen Auftraggeber – groß in Potenz, Anatomie und Reichtum – als Leibwächter und brachten das Kunststück fertig, während der ganzen Woche, da sie mich zu bewachen hatten, nicht einmal den Anflug eines Lächelns zu zeigen. Und doch bleibt mir diese Woche als ein einziges Märchen aus 1001 Nacht in Erinnerung.

Als Zeichen ihrer Wertschätzung – und wohl auch, um mir zu zeigen, dass ich nun endgültig das Niveau der Handelsvertreter und fettigen Gastronomen verlassen hatte – spendierte mir Vanessa das Beste vom Besten, was ihre Kundenkartei hergab. Was da eines Abends in der Luxussuite eines der teuersten Hotels unserer Stadt auf mich zu trat, war die Verkörperung eines Märchenprinzen aus dem Morgenland. Einen Kopf größer als ich, perlweiße Zähne, leuchtende Augen und dunkle Haut, majestätisch und kraftvoll, wie in dem Gedichtband, den mir die Frau jenes emeritierten Professors aufgedrängt hatte, nachdem ich den Gatten vor ihren Augen geritten hatte: »Herrlich war er, würdevoll, von Gestalt und von Gebärden …« Merkwürdig, dass mir so etwas Hochgestochenes im Gedächtnis geblieben ist. Es war wohl exakt das, was ich bei dem Anblick des Prinzen empfand.

Und dann dieser Schwanz: fleischig und monströs wie der eines arabischen Vollbluthengstes. Zum Glück nicht ganz so lang wie der meines bedauernswerten Schwarzen mit seinen

34 Zentimetern. Aber jederzeit in Bereitschaft, selbst wenn er ihm nur zwischen den Beinen baumelte und auf das Signal wartete, mich zu besteigen. Denn bestiegen wurde ich, trotz meiner tiefen Abneigung gegen diese Position, das war Vanessas Bedingung gewesen, weil die Araber schließlich alle anal fixiert sind und sich mit ein bisschen Blasen nicht zufriedengeben. Und so weh mir dieses Ungetüm anfangs auch tat, so wartete ich doch jeden Abend klopfenden Herzens darauf, wieder seine Stute sein zu dürfen.

Eine Woche lang genoss ich es in vollen Zügen, nicht mehr Herr meiner selbst zu sein. Tagsüber war ich den beiden Leibwächtern ausgeliefert, die mich sogar bis ins Bad begleiten mussten, ohne mich berühren zu dürfen, weil ich das persönliche Eigentum des Scheichs war. Nachts standen sie Posten vor der Schlafzimmertür ihres Herrn und mussten meine Schreie mitanhören, die er mir stundenlang mit seinen Zärtlichkeiten und seinen Stößen entlockte. Wieder einmal bestätigte sich die Erfahrung, die ich schon mit meinem Polizisten in der Tiefgarage gemacht habe: Männer, die gut küssen, ficken auch gut. Und mein Scheich küsste wie ein König oder wie ein Gott.

Nur noch ein zweites Mal wurde ich in all den Jahren, die ich für Vanessa arbeitete, der Praktik des Analverkehrs unterzogen. Doch während der Märchenprinz mich schon beim zweiten Ritt alle Schmerzen vergessen ließ und ich danach meinem Hengst förmlich entgegenfieberte, handelte es sich im anderen Fall um eine Vergewaltigung brutalster Sorte – wenn auch um eine gut bezahlte. Da der Täter ein durch Bühne und Fernsehen nicht nur bekannter, sondern sogar berühmter Schauspieler war, werde ich mich hüten, ihn näher zu beschreiben.

Dabei fing alles ganz harmlos an. Kaum dass ich seine in Gelb- und Grüntönen gehaltene Wohnung betreten hatte, ging er mir zwar durch sein theatralisches Getue auf die Nerven, ansonsten aber war er die Liebenswürdigkeit in Person. Nur seine Angetrunkenheit und der fast manisch geile Blick hätten mich warnen sollen. Und ganz plötzlich, aus heiterem Himmel heraus, kniete er sich vor mich hin und biss mir durch den Stoff meiner Jeans mit aller Kraft in die Eier. Jetzt wusste ich, dass ich einen Sadisten vor mir hatte.

Weil er nicht nur so angetrunken, sondern auch so stark wie ein Bär war, hatte ich keine Chance. Er packte mich, trug mich hinüber ins Schlafzimmer und riss mir dort T-Shirt und Jeans vom Leib, ohne dass ich zum Gas-Spray in der Hosentasche hätte greifen können. Dann biss er mir ebenso heftig in die Brustwarzen wie vorher in die Eier, warf mich mit der Kraft eines Irren auf den Bauch und begann zu brüllen: »Du Scheißstricher, ich werde dir zeigen, wer hier der Chef ist.« Was er dann auch tat, indem er wie ein Besessener in mich hineinrammelte. Nie im Leben war ich schlimmeren Schmerzen ausgesetzt, es kam mir vor, als ob ich einen Backstein verschluckt hätte und ihn nun unverdaut durch die hintere Öffnung wieder aus mir herauspressen müsste.

Nachdem er endlich abgespritzt hatte, gönnte er sich und mir eine Pause und sperrte mich »bis zur zweiten Runde« im Badezimmer ein. Zum Glück wohnte mein Peiniger im Parterre und hatte auch nicht Fantasie genug sich vorzustellen, dass sich ein Erwachsener durch das schmale Badezimmerfenster zwängen könnte. Doch in meiner Todesangst nahm ich ein paar Hautabschürfungen in Kauf, sprang dann vom Fensterbrett in die Freiheit und humpelte, weil ich unsanft im Vorgarten gelandet war, hinter einem Taxi her. Obwohl ich nichts als meine Unterhose auf dem Leib trug, hatte der Fahrer Erbarmen mit diesem Häuflein Elend und brachte mich auf Kredit nach Hause.

Wie ich dort in die Wohnung gekommen bin, ob und wie ich meine Wertsachen, die noch im Schlafzimmer des Bären herumlagen, zurückbekommen habe – das weiß ich heute nicht mehr, es liegt unter den Trümmern dieses traumatischen Erlebnisses begraben. Nur eines ist mir geblieben von ihm: Jedes Mal, wenn ich sein Gesicht im Fernsehen erkenne, will mein Inneres schier einfrieren vor Entsetzen.

Eine ungleich angenehmere, wenn auch ähnlich desillusionierende Erfahrung machte ich Monate später mit einer Kollegin des Sadisten. Auch sie ist bekannt aus Film und Fernsehen, wenn nicht sogar bekannter. Nun glaubt der naive Zuschauer – und ich gehörte lange zu diesen Naivlingen –, dass Horst Buchholz ebenso geistvoll wie Felix Krull ist und John Wayne auch im wirklichen Leben den Heldenmut besitzt, einen ganzen Indianerstamm mit seinem Colt in Schach zu halten. Und so war ich auch davon überzeugt, als die berühmte Schauspielerin an der Tür meines Apartments klingelte, dass mir ein leidenschaftliches Sexabenteuer bevorstand.

Doch ohne teures Make-up und ohne einen Text, den sie hätte auswendig lernen können, entpuppte sich der Star als das, was sie im tiefsten Herzen wohl auch war: als ein braves, unkompliziertes, ganz normales Hausmütterchen, das sich in den Kopf gesetzt hatte, auch einmal mit einem Callboy zu schlafen, Geld genug hatte sie ja. Vielleicht sollte sie in ihrem nächsten Film eine Ehebrecherin spielen und wusste nicht, wie so etwas funktioniert. Also hängte sie ihre Kleider ganz ordentlich an meine Garderobe, ließ sich von mir die Unterwäsche abstreifen und wälzte sich nackt und absolut unerotisch auf den Bauch, um sich massieren zu lassen. Dabei schien irgendetwas in ihr anzuspringen, denn danach war sie bereit für den nächsten Akt: sich von mir lecken zu lassen.

Es war keineswegs so, dass mich das abgestoßen hätte, denn sie roch gut im Intimbereich, ich tippte auf Jill Sander Nummer 4, und auch ihre spärlich behaarte Möse konnte sich durchaus sehen lassen. Doch selbst als sie feucht wurde, konnte sie sich nicht zu einem auch noch so leisen Keuchen durchringen, sie lag einfach da und ließ es mit sich geschehen. Schließlich wurde es mir zu bunt, ich streifte mir ein Kondom über und bestieg sie in der Missionarsstellung. Zwar erinnere ich mich an ihren neugierigen Blick zwischen meine Beine, doch dann schien ihr Interesse auch schon wieder zu erlöschen. Der Rest war eine Blümchensex-Nummer der bürgerlichsten Art, so steril, als ob ich meine eigene Mutter vögeln würde. Aber sonst war es o.k., ich tat meinen Job und wurde dafür bezahlt.

Als ich später irgendwo etwas über einen österreichischen Schauspieler las, ich glaube, es war Helmut Lohner, ging mir ein Licht auf. Weil ich ein schlechtes Gedächtnis für so etwas besitze, habe ich mir den Satz aufgeschrieben: »Privat ist er ein leeres Gefäß, das auf Füllung wartet, auf der Bühne ist es randvoll von der Figur, die er darstellt.« Genau das ist es: Diese »Star«-Schauspielerin war leer, eine einzige, wenn auch hübsche Fassade, in die ich mit meinem Schwanz hineinstieß, um sie für ihre spätere Rolle als Ehebrecherin zu öffnen. Danach konnten der Regisseur oder der Drehbuchschreiber kommen und die vorgefertigte Rolle in sie hineinschütten. Sie würde ihr wie angegossen passen, weil nichts an Charakter in ihr war, was dieser Rolle hätte im Weg stehen können.

Wenn Vanessa behauptet hatte, dass alle Politiker, die wir bedienten, Schlappschwänze seien, dann muss ich das Pech gehabt haben, den einzigen Harten in dieser Lotterie gezogen zu haben. Ich will ihn K. nennen, aber nur, weil das der härteste Buchstabe im Alphabet ist. Hart war sein Auftreten vor der Fernsehkamera, hart war seine Faust auf dem Rednerpult und hart war er, wenn er im Parlament die Verlogenheit der Opposition »thematisierte«, »instrumentalisierte« oder gar »emotionalisierte«. Und hart war er, wenn er bei mir zur Tür hereinkam und sofort die Hosen herunterließ, um es mir zu beweisen.

Zum Glück für mich war dieser »brutale Hund«, wie sich K. kokettierend nannte, kein Sadist, sondern nur ein ganz abgefeimter Heuchler. Deshalb biss, schlug und vergewaltigte er mich auch nicht, sondern beschränkte sich mit dem Mund und mit der Hand auf den einzigen Körperteil, der für ihn zählte. Irgendwann, als die Apfelkornflasche, die er immer als Reiseproviant mit sich führte, fast leer war, blaffte er mich an: »Du bist für mich kein Mensch, sondern nur ein Schwanz mit ein paar Eiern dran.« Es war der erste ehrliche Satz, den ich aus seinem Mund gehört hatte.

Der zweite ehrliche Satz fiel, als er mir den Abschied gab. Schon bei seinen Besuchen davor hatte K. nach getaner Arbeit an mir herumgemäkelt, ohne mir zu sagen warum, doch diesmal sprach er »Klartext«, wie er es gern nannte: »Weißt du, für deinen schlanken Körper hast du eigentlich einen viel zu großen Schwanz.« Das hatte mir noch keiner vorgeworfen. Aber dann kam die Keule: »Ich habe sowieso die Schnauze voll von so alten Böcken wie dir. Morgen fliege ich nach Thailand und ficke ein paar knackige Sechsjährige.« Ich habe nie wieder ein Wort mit ihm gesprochen. Und wenn ich ihn auf dem Bildschirm sehe, was sich nicht immer vermeiden lässt, friere ich nicht ein vor Entsetzen, sondern ich schalte den Fernseher ab. Ich schlafe nicht gern auf einem vollgekotzten Kopfkissen.

Mein Beruf brachte es mit sich, dass ich, neben dem vielen Spaß, den ich hatte, auch manchen Widerwärtigkeiten ausgesetzt war. In Sachen Brechreiz aber gibt es in meiner Kundschaft nur einen, der dem »brutalen Hund« K. das Wasser reichen könnte: den kleinen Siggi. Beide sind schwul und blasen gern, aber das ist auch schon das Einzige, was diese Kotzbrocken gemeinsam haben. Ansonsten trennen sie Welten.

Der eine gibt sich so hart wie eine Familienpackung Viagra, der andere ist weich wie ein Himbeerpudding. Siggi ist die Taschenbuchausgabe von Sepp: kleiner, runder, fettnudeliger und wurstfingriger. Und sein fettiger Haarkranz reicht nicht bloß bis ins Genick wie bei meinem allerersten Kunden, sondern bis zu den Schultern, weil er das für intellektuell hält.

Der entscheidende Unterschied aber zwischen den beiden ist: K. hasst Bücher, ekelt sich geradezu vor ihnen; Siggi ist Verleger.

Bisher war er allerdings einer jener Verleger, deren Bücher besser nicht gedruckt würden, weil sie nichts sind außer überflüssig. Deshalb ist auch sein bekanntester Spitzname »Der Blindband« – ein Buch mit leeren Seiten. Ansonsten nennt man ihn, weil keiner seinen richtigen Familiennamen aussprechen kann, wechselweise »Qualle«, »Schmachtfetzen« und »Insolvenzbetrüger«. Alle Namen stimmen.

Denn Siggi hat sein Vermögen nicht mit dem Verkaufen von Büchern, sondern mit Insolvenzen gemacht. Wie das funktioniert, könnte ich Ihnen erklären, wenn ich damals zum kaufmännischen Unterricht gegangen wäre, statt meinen Rausch auf Parkbänken auszuschlafen. So weiß ich nur, dass es zwischen sechs und acht Verlage sind, die er in den Sand gesetzt hat. Irgendwann wird ihm der Strom abgestellt und die Tür von außen versiegelt, dann verschwindet er mit irgendeinem Jüngling in eines der Steuerparadiese der Welt, bis Gras über sein jüngstes Verbrechen gewachsen ist. Zurück lässt er unbezahlte Rechnungen bei Druckereien, Autoren, Übersetzern und Sternerestaurants. Monate später kommt er braungebrannt nach Deutschland zurück und lässt sich von einer neuen Bank oder Sparkasse in einer neuen deutschen Stadt den nächsten Verlag finanzieren.

Doch während Siggi bisher munter und durchaus nicht ohne Absicht am Markt vorbei produziert hat, ist ihm diesmal, mehr aus Versehen, ein Autor in den Schoß gefallen, der die geniale Idee hatte, »Öko-Fantasy« zu produzieren. Wobei »Öko« nichts mit Ökologie und alles mit Ökonomie zu tun hat. Was genau in diesen Büchern steht, kann ich Ihnen nicht sagen, ich lese so etwas nicht. Nur so viel weiß ich, dass sich die Marketingfritzen der internationalen Großunternehmen darum reißen, weil ihre ganzen globalen Machenschaften darin in den märchenhaftesten Farben gemalt werden. Weshalb sich Siggis Autor auch das Pseudonym »Globo« zugelegt hat.

Woher ich die beiden kenne? Weil man bei einem Angebot wie dem von Siggi nicht ablehnen konnte. Er war bereit, für einen Nachmittag zu dritt mehr zu zahlen als mein orientalischer Märchenprinz für eine ganze Woche. Selbst als Vanessa, die ihre Pappenheimer kennt, auf Vorauskasse bestand, zuckte Siggi nicht mit der Wimper und blätterte die Tausender nur so vor sie hin. Er wolle seinem liebsten Autor einen Herzenswunsch erfüllen und dafür sei ihm kein Preis zu hoch. Wie denn auch – wo er ihm doch die gesamte Summe vom Honorar abziehen würde.

Es war leicht verdientes Geld. Siggi nahm mir bei »Globo« fast die ganze Arbeit ab, weil er sich, kaum waren sie durch die Tür, sofort vor ihn hinkniete, ihm seine Designerkutte hochhob und sein bescheidenes Mittelmaß verschlang, während er ganz diskret an seinem eigenen Wurstzipfelchen herumrieb. Derweil stieß ich von hinten in den Erfolgsautor hinein und dafür war er so empfänglich, dass er sich innerhalb der nächsten Stunde dreimal in seinen Verleger ergoss. Dann wechselte Siggi in gleicher Position zu mir über, was ich ihm angesichts der hohen Summe schlecht verweigern konnte. Der Rest war Routine, auch wenn ich mich erinnere, dass ich hinterher dachte: Auch wenn er grauenhafte Bücher macht und ein Schmarotzer widerlichster Sorte ist – blasen, das kann er. Besser als K.

Ich bin auch Siggi nie wieder begegnet, auch wenn er mir vier Wochen später ein Angebot zuspielte, das wohl jeder andere Callboy der Welt angenommen hätte. Er habe die Marketingchefs der acht größten Öko-Fantasy-Abnehmer zu Gast, mitsamt ihren Ehefrauen. Ihnen zu Ehren plane er eine fantasievolle Gruppensex-Party mit Hexen, Magiern und auch sonst allen Schikanen aus Globos Büchern. Ob ich Lust hätte, für das dreifache Honorar meinen Zauberstab zu schwingen?

Obwohl ich immer dabei bin, wenn solche Blutsauger geschröpft werden, lehnte ich ab. Es ist immer meine Geschäftspolitik gewesen, nie mehr als zwei Kunden gleichzeitig zu bedienen. Zum einen leidet die Qualität des Service, je mehr Mitspieler sich an mich herandrängen; ich habe das damals in Amsterdam zur Genüge erlebt. Zum anderen aber, und das vor allem, stößt mich der elende Drogenkonsum auf solchen Partys ab. Ein paar meiner weniger stabilen Kollegen habe ich danach den Bach hinabgehen sehen.

Ich bin stolz darauf, eine männliche Hure gewesen zu sein. Aber wenn unser Beruf in die Zwangsprostitution abgleitet, weil der Callboy der Droge derart verfällt, dass sie sich zu seinem Zuhälter aufschwingt, wende ich mich mit Grausen ab. Ich weiß nur zu gut, welche Verwüstungen das Kokain und noch schlimmeres Zeug in unseren Reihen angerichtet haben. Deshalb werde ich nun davon berichten.

SIEBTES KAPITEL

KOKAIN BEIM GRUPPENSEX

Dass meine Kindheit alles andere als behütet oder gar besonnt war, dass meine ersten Jahre sogar ein regelrechter Fehlstart ins Leben waren – dafür müsste ich, so widersprüchlich es klingt, Gott auf den Knien danken, wenn ich auch nur einen Funken von dem in mir hätte, was man Glauben oder Religion nennt. Denn inzwischen ist mir bewusst geworden, dass ich das, was ich heute bin, fast ausschließlich schlechten Erfahrungen und abschreckenden Beispielen zu verdanken habe. Nur weil ich knöcheltief durch Schmutz und Laster gewatet bin, war es mir möglich, gegen Berufskrankheiten wie Alkoholismus und Drogenabhängigkeit immun zu werden. Immun auch deshalb, weil ich das zweifelhafte Glück hatte, zwei dieser abschreckenden Beispiele jahrelang im engsten Familienkreis vor Augen zu haben: meine Mutter und meinen Onkel.

Dem schweren Alkoholismus meiner Mutter war ich praktisch seit der Geburt ausgesetzt, doch auch mit der Heroinsucht des Onkels wurde ich schon früh konfrontiert. Eine meiner quälendsten Kindheitserinnerungen ist der Anblick, wie er sich das Gift mit einer Spritze in die Vene jagt und wie ich vor Schmerz zusammenzucke, weil ich mir einbilde, ich und nicht er sei von diesem Mordwerkzeug gestochen worden. Ich musste auch miterleben, wie er im kalten Entzug zu Hause vom Heroin loszukommen versuchte und es tatsächlich auch schaffte – nur um danach der Ersatzdroge Alkohol endgültig zum Opfer zu fallen. Die ganzen, schier übermenschlichen Anstrengungen meiner Großmutter, ihm beim Entzug zu helfen, waren umsonst gewesen.

Nie im Leben werde ich vergessen, wie er die Wände seines Zimmers, in dem er sich verbarrikadiert hatte, förmlich mit Blut vollkotzte, wie er uns abwechselnd mit zuckersüßer Stimme um Heroin anflehte und uns in der nächsten Millisekunde mit wilden Morddrohungen überschüttete, die Augen voller Hass und Vernichtungswut, als ob uns der Teufel persönlich anstarren würde. Heute, nach all diesen vergeblichen Qualen, ist er beim Alkoholkonsum meiner Mutter angelangt: Morgens gegen neun öffnet er seine erste Flasche Bier, leert dann im Lauf des Tages einen oder manchmal sogar zwei Kästen Pils und gibt sich schließlich, wenn es Abend wird, mit Korn, Weinbrand oder anderem Fusel den Rest – bis zum nächsten Morgen um neun.

Weil ich aber nicht nur die Fähigkeit habe, aus eigenen Fehlern und denen der anderen zu lernen, sondern auch die Angewohnheit, erst einmal selber in jedes Fettnäpfchen zu treten, habe natürlich auch ich meine Erfahrungen mit Drogen gemacht, wenn auch nur mit den weicheren wie Ecstasy oder Marihuana. Nach meinem bisher einzigen Joint beispielsweise war ich so enthemmt, dass ich meinen besten Freund nach allen Regeln der Kunst, von vorn bis hinten, von oben bis unten, vernascht habe. Das hat ihn jedoch nicht davon abgehalten, ein paar Tage später zu heiraten und dieser Frau bis heute treu zu bleiben. Und was die Partydroge Ecstasy betrifft: Die habe ich nur in jener finsteren Zeit mit dem fetten Juwelierstöchterchen Sabine zwei Mal ausprobiert, das eine Mal davon unabsichtlich.

Ich saß mit Sabine in einer Disco und dabei muss mir irgendjemand hinter meinem Rücken, vielleicht sie selber, eine Pille ins Bier geworfen haben. Diese Kombination hat mich dermaßen betrunken gemacht, dass ich das ganze Wochenende nicht mehr von dem Trip herunterkam, es war schade um die vergeudete Zeit. Das andere Mal war es ein Selbstversuch aus voller Absicht, was zur Folge hatte, dass ich die ganze Nacht in der Disco durchgetanzt habe und noch bis zum nächsten Mittag zappelig war.

Doch weil ich mich lieber von Schampus als von Pillen animieren lasse, kehrte ich schnell wieder zu meiner alten Neigung zurück, dabei geht es fröhlicher und unbeschwerter zu als bei einem Ecstasy-Rausch, das entspricht weitaus eher meinem Naturell. Und deshalb ist beim Alkohol nach wie vor der Champagner meine erste und nahezu einzige Wahl, höchstens dass ich mir hin und wieder einen Bourbon gönne. Manchmal liebe ich die erotische Verbindung, die Mr. Jack Daniels mit Madame Clicquot in meinem Kopf eingeht, eine ganz heiße Nummer.

Anders verhält es sich mit Poppers, das ist für mich keine Droge, sondern erweitert nur die Blutgefäße und nicht das Bewusstsein. Natürlich sollte man nicht den Fehler machen, es zum Anheizen zu verwenden wie einen Brandbeschleuniger zum Feuermachen. Aber wenn man bereits geil ist, gibt es nichts Besseres, diese Geilheit noch zu verschärfen, ob beim Vaginalverkehr, weil Poppers den Intimbereich der Frau richtig schön durchblutet, oder beim Analverkehr, weil der Partner beim Eindringen aufs Angenehmste geschmeidig wird. Und dank Poppers habe ich auch meinen bisher bombigsten Blowjob erlebt, beim Orgasmus glaubte ich, in alle vier Himmelsrichtungen gleichzeitig zu spritzen. Das Hirn wird total ausgeklinkt, man verliert alle Hemmungen und ist im Kopf und im Bauch ein einziger Vulkan – geil, einfach geil.

Deshalb wohl musste ich mir neulich von einer gutbürgerlich verheirateten Freundin vorwerfen lassen, dass ich eine »geile Drecksau« sei, als sie in meinem Kühlschrank einen Vorrat Poppers entdeckte. Aber ihr Kichern verriet, dass sie das offensichtlich nicht abwertend gemeint hatte. Und als ich nachhakte, woher denn ausgerechnet sie dieses »geile Zeug« kannte, lachte sie nur: »Was meinst du wohl, warum es bei mir in der Berufsschule die halbe Klasse geschnüffelt hat?« Es wird uns Männern wohl nie gelingen, die weibliche Seele zu ergründen.

Die weibliche Seele, ach ja: Vor ein paar Wochen war ich zum Kaffee bei Beate eingeladen, einer anderen alten Freundin, allerdings ohne jeden Hauch von Gutbürgerlichkeit. 25 Jahre auf dem Strich haben sie geprägt und gezeichnet, denn für eine 45-Jährige wirkt sie doch schon ziemlich verlebt. Exzessives Vögeln allein kann jedoch nicht der Grund dafür sein, das erhält jung, wie man an Vanessa sieht, die in der gleichen Altersklasse wie Beate spielt. Da muss mehr dahinterstecken, wenn man so aussieht.

Beate hatte es, nach einigen harten Lehrjahren auf dem Straßenstrich, »geschafft«, wie sie damals, als sie gerade Mitte 20 war, glaubte. Sie hatte einem reichen, aber kurzschwänzigen Freier weisgemacht, dass Größe nicht alles sei und zum Dank vermittelte er sie an eine Agentur für Luxusmodels, für deren Chefin er als Talentspäher in ganz Deutschland unterwegs war. Und so fiel ihr das Glück, von einem Tag zum anderen ihr Honorar mehr als verzehnfachen zu können, buchstäblich in den Schoß. Wo sie bisher für einen Blowjob höchstens 50 Euro bekam und für den Full-Service (»Ficken, Lecken, Blasen«, wie es im Volksmund heißt) selten mehr als 75, hatte sie jetzt eine solide vierstellige Summe in der Handtasche, wenn sie frühmorgens von einer dieser Partys mit Promis der Güteklasse C nach Hause kam.

Jenen Lesern, die solche »Promis« nur aus den Illustrierten beim Zahnarzt kennen, will ich kurz meine Art der Klasseneinteilung erklären. In unserer Branche unterscheiden wir zwischen A-, B- und C-Promis; »A« sind die Weltklassestars, die George Clooneys und Brad Pitts dieser Welt sozusagen, mit denen biedere deutsche Dienstleister wie wir nie oder nur durch einen glücklichen Zufall ins Geschäft kommen könnten, unter »B« laufen all die Stars von gestern, die inzwischen nicht mehr von ihrer künstlerischen Leistung, sondern nur noch von ihrem Ruf und ihrem Namen leben. Und »C« schließlich – das ist der Bodensatz, die schäbige Mehrheit, die dank der Boulevardpresse zwar ebenfalls einen Ruf hat, aber der gilt gewöhnlich als zweifelhaft und ist bestenfalls kurzlebig.

Meist handelt es sich dabei um junge Damen, die sich einen Star an Land gezogen haben, um sich an seiner Seite fotografieren zu lassen und denen danach jedes Mittel recht ist, in die Schlagzeilen zu kommen – dank einer »Enthüllungsstory« beispielsweise, wie ich sie neulich in irgendeinem dieser Wartezimmer gelesen habe. Das Einzige, was die dort dargestellte Dame zu enthüllen hatte und die fotografischen Beweise gleich mitlieferte, war, dass sie auf einer Promi-Party irgendwo auf Sylt oder in Bayreuth die einzige Frau im Vollbesitz ihrer Schamhaare gewesen sei. Wo doch jeder in diesen Kreisen weiß, dass sich heutzutage nur jene nicht zu rasieren wagen, die etwas Unvorteilhaftes zu verbergen haben. Nicht einmal das hatte dieses schlichte Gemüt begriffen, als sie sich ohne Not vor aller Welt bloßstellte.

Doch zurück zu Beate. Weil sie die perfekten Voraussetzungen mitbrachte – kein Hauptschulabschluss, nie ein Buch gelesen und ein geheimnisvolles Mona-Lisa-Lächeln, mit dem sie ihre Hirnlosigkeit verschleiern konnte –, hatte sie schon nach ihrem ersten Auftritt bei einer C-Party Fuß gefasst. Diese Szene schien wie für sie geschaffen: Der Alkohol floss in Strömen, die Musik hämmerte so laut, dass sie selbst die Lustschreie der zwei Dutzend Partygäste übertönte und alle beschäftigten sich mit dem Einzigen, von dem Beate etwas verstand: mit Sex. Und da sie bei dieser Gelegenheit zum ersten Mal in ihrem Leben Kokain zu schnuppern bekam, genoss sie nun in vollen Zügen, was sie sonst nur angewidert oder bestenfalls gelangweilt hatte.

Sie, die das Wort »Orgasmus« bisher nur aus erster, nämlich eigener Hand kannte, war unter dem Einfluss der Droge mitten in ein Gewitter geraten. Am Ende des Abends hatte der Blitz so oft da unten bei ihr eingeschlagen, dass sie beim achten Mal zu zählen aufhörte. Das vertraute sie mir ganz beiläufig am Kaffeetisch an und rieb sich ungeniert dort, wo es offensichtlich schon wieder zu grummeln begann.

Eine weniger robuste Natur als die Oberschwäbin Beate wäre schon nach wenigen Monaten unter diesem erotischen Trommelfeuer beider Geschlechter zusammengebrochen, doch sie hielt ihm volle zehn Jahre stand. Dann erwachte sie eines Spätnachmittags allein und verkatert im eigenen Bett; zehn Minuten später wusste sie, dass sie von der Partyszene der Güteklasse C ausgespuckt worden war. Im Kokainrausch des Vorabends war ihr die Existenzgrundlage, ihr Adressbuch, gestohlen worden, die Agenturchefin ließ sich am Telefon verleugnen und deren Lebensgefährtin gab ihr nur den ordinären Rat, sich aus der Stadt und aus der Szene zu verpissen, ehe sie den Hörer aufknallte.

Der Rest ist schnell erzählt. Beate kehrte zu ihren Wurzeln, dem Straßenstrich, zurück und brachte in den folgenden zehn Jahren das ganze Geld, das sie in der Promi-Szene zusammengevögelt hatte, für Kokain und andere Drogen durch. Inzwischen lebt sie von der Sozialhilfe, die sie damit aufzubessern versucht, indem sie sich irgendwelchen schmierigen

»3.-Klasse-Freiern« für 25 und weniger Euro anbietet. Die Frau, die sich während ihrer Glanzzeit immer geweigert hatte, etwas anderes als den edelsten Hennessy zu trinken, konnte mir jetzt zum Kaffee nur Weinbrand von Lidl anbieten.

Angeboten hat sie mir dann auch alles andere, doch beim Anblick der Verwüstungen, die die Kundschaft in all den Jahren zwischen ihren Schenkeln angerichtet hatte, lehnte ich dankend ab. Zwar behauptete sie steif und fest, sie sei wieder so clean wie zum Beginn ihrer Laufbahn, doch der starre Blick aus ihren Basedow-Augen und die Spuren weißen Pulvers auf dem Glastisch, die bestimmt nicht vom Waschmittel herrührten, belehrten mich eines Besseren. Auch Beate war also in die Zwangsprostitution abgesunken.

Ein noch trostloseres Beispiel von den Folgen des Kokainmissbrauchs ist mein früherer Kollege Toby, mit dem ich ein paar Wochen lang bei Vanessa zusammengearbeitet habe, bis er beim vierteljährlichen Drogenscreening durchfiel und gefeuert wurde, da kannte Vanessa keine Gnade. Dabei hätte er es gar nicht nötig gehabt, sich mit Drogen anzuheizen, weil ich nie einen potenteren Deckhengst in Aktion erlebt habe – und nie einen besser bestückten, wenn man einmal von den 34 Zentimetern meines unglücklichen Afrikaners absieht. Er ist mir allein schon von einem gemeinsamen Termin her unvergesslich. Als wir nämlich meinen beiden Bankiers als Sondereinlage eine Homo-Nummer vorspielen mussten, hätte ich mir fast den Unterkiefer verrenkt. Mein einziger Trost war es an jenem Abend, dass es der Kundschaft hinterher noch schlimmer erging mit ihren Backenknochen.

Toby aber setzte in seiner Dummheit Schwanzgröße mit gesellschaftlicher Position gleich, er wollte in allem so sein wie die Big Boys, in deren Kreise er doch nur dank seines wirklich erstaunlichen Werkzeugs vorgestoßen war. Er wollte so viel vögeln, so viel saufen, so viel koksen wie diese Schickimicki-Bande, für die eine Linie Kokain so selbstverständlich ist wie zwei Stückchen Würfelzucker im Kaffee oder die Himbeermarmelade zum Frühstück. Doch weil er eben nichts weiter war als ein Riesenschwanz mit einem Spatzenhirn und den Manieren eines Nashorns, ging er am Ende jämmerlich vor die Hunde. Heute bewohnt er, der jahrelang in Luxusvillen verkehrte, ein zehn Quadratmeter großes Zimmerchen bei seiner Tante, kommt oft tagelang vor Schwäche nicht aus dem Bett und ist ein seelisches und körperliches Wrack. Nicht einmal Suppe kann er mehr essen, weil ihm sonst der Löffel aus seiner zitternden Hand fallen würde.

Entdeckt wurde Tobys Überdurchschnittlichkeit von ebendieser Tante, bei der er in einer Kleinstadt östlich von Hamburg aufwuchs. Nach allem, was er mir über diese Tante anvertraut hat, kann es kein Zufall gewesen sein, dass sie ihn im Badezimmer ertappte, als er noch nicht einmal zwölf war. Die Tante erzählte es ihrer besten Freundin, die konnte es, wie das oft so ist bei alleinstehenden Frauen, nicht glauben und wollte selber nachmessen. So nahm das Schicksal seinen Lauf.

Die doppelt überprüften Maße gingen wie ein Lauffeuer durch den Freundeskreis der beiden Frauen. Ich will Ihnen die Details ersparen, die mir Toby mit vom Whisky gelockerter Zunge anvertraut hat, immerhin scheint mir bemerkenswert, dass ihn die Damen gemeinsam entjungferten, als er genau 21 war – nicht Jahre, sondern Zentimeter. Das war an seinem 13. Geburtstag und mit von der Partie war das ganze Kaffeekränzchen der Tante, insgesamt acht Frauen. Und weil diese acht Frauen allesamt nicht nur neugierige Freundinnen, sondern auch Männer, Brüder oder Kollegen hatten, konnte es nicht ausbleiben, dass die Tante auf die Idee kam, Tobys Keule zu vermarkten. So bereitwillig, wie der Neffe zur Freude der Zuschauerinnen auch bei den männlichen Besuchern zugeschnappt hatte, würde es an Kunden nicht fehlen.

Sie sollte recht behalten. Also nahm ihn die Tante mit 14 von der Schule – einmal, weil er sowieso nicht versetzt worden wäre, zum anderen, weil sich sein Turnlehrer einbildete, unter der Dusche an Tobys Glockenstrang ziehen zu dürfen, ohne einen Cent dafür zu bezahlen. Dann führte sie ihn, im nächsten Schritt ihres Werbefeldzugs, an den Nacktbadetagen ins Hallenbad.

Zuvor hatte sie ihm in tagelanger Übung beigebracht, sich zu größtmöglicher Länge in hängendem Zustand zu stimulieren, weil eine Erektion seines Formats womöglich gegen die Kleinstadtmoral verstoßen hätte. Der Erfolg stellte sich auch hier sofort ein; schon beim ersten Auftritt im Hallenbad hörte die Tante eine Gymnasiastin sagen, bevor das Mädchen sich ein mächtiges Eis am Stiel in den Mund schob: »Das ist ja fast so groß wie Tobys Schwanz.« Von diesem Tag an war er, genauer gesagt »Er«, sprichwörtlich in der ganzen Stadt, eine neue Maßeinheit sozusagen.

Gemessen an der späteren Auftragslage lebten sie anfangs von der Hand in den Mund. Pro Monat brachte ihn die Tante zu einem guten halben Dutzend Kunden zwischen Hamburg und Lübeck, meist einzelne Herren oder Ehepaare, denen Toby sein immer noch wachsendes Potenzial zur Verfügung stellte, während die Tante, die als einzige im Raum noch Kleider auf dem Leib trug, überwachte, ob alles seine Ordnung hatte. Wie leicht hätte sonst der Neffe einem Unhold in die Hände fallen können, der mehr von ihm wollte, als in der vereinbarten Pauschale enthalten war.

Zwei Jahre später trug das Training, dem ihn die Tante und ihre Freundinnen mehrfach täglich unterworfen hatten, endlich Früchte, er hatte die 30-Zentimeter-Grenze um Millimeter überboten. Um die neue Bestmarke und gleichzeitig seinen 16. Geburtstag angemessen zu feiern, lud ihn die Chefin des teuersten Hamburger Swingerclubs zu einer Werbevorführung ein und damit war der Schritt vom Gelegenheitsficker zum Ganztagsprofi endgültig vollzogen. Die Tante gab ihren Job als Sekretärin bei einer Lokalzeitung auf und widmete sich fortan nur noch Tobys Vermarktung in den anspruchsvollsten Kreisen Hamburgs. Wobei sie sich durchaus nicht zu schade war, mit Hand anzulegen, wenn in diesen Kreisen auch Bedarf an lebenslustigen plebejischen Mittvierzigerinnen herrschte.

Weil aber jede geschäftliche Partnerschaft immer nur so stark ist wie ihr schwächstes Glied, verfiel sie auf die Idee, dieses nach achtstündigem Einsatz allmählich doch nachlassende Glied zu stabilisieren. Was lag da näher, als sich an dem Kokain zu bedienen, das bei den Orgien der hanseatischen Elite ebenso großzügig verteilt wurde wie zu Rasputins Zeiten der Kaviar am Zarenhof? Zwar war sie so vorsichtig, Toby nur dann eine Linie zu gönnen, wenn er eine zweistellige Zahl von Millionärinnen und Millionären zu befriedigen hatte, doch der Anfang war gemacht, das Menetekel stand an der Wand.

Sieht man einmal von jener wahllosen Herumhurerei in Amsterdam ab, die ja noch in meine Amateurzeit fiel, ist es stets meine Geschäftspolitik gewesen, mich auf einen, maximal zwei Kunden zu konzentrieren, um ihnen die höchstmögliche Befriedigung verschaffen zu können. Qualität ist mir immer wichtiger gewesen als Quantität, deshalb ist mir die Welt der multiplen Gruppensex-Orgien noch heute fremd. Aber neugierig genug war ich schon, um mir Tobys Geschichten anzuhören und zu lernen, ob man in diesen Kreisen kultivierter vögelt als unsereins. Das Einzige, was ich dabei lernen konnte, war: Meine Kunden waren Genießer, Gourmets sozusagen; Tobys Klientel dagegen waren Gourmands, also Fresser, die sich in ihrem benebelten Kopf irrtümlich für Gourmets hielten. Masse statt Klasse, mehr nicht.

Ob ich es nun mit sechs Frauen und Männern gleichzeitig treibe oder getrennt, es läuft doch immer nur darauf hinaus: Alle, ob homo-, hetero- oder bisexuell, wollen sie das Gleiche – meinen Schwanz und meinen Arsch. Und weil ich mich dem passiven Analverkehr grundsätzlich verweigerte, muss ich dieses Handicap eben mit meiner Vorderseite wettmachen. Was mir ja auch fast immer gelungen ist, weil ich mich dadurch umso leichter auf das konzentrieren kann, was ich beherrsche und wozu ich keine Drogen brauche.

Was bringt es mir, wenn vier vollgedröhnte Chefreporterinnen gleichzeitig an mir herumreißen, wie es Tobys Lümmel neulich bei der Party eines großen norddeutschen Verlegers widerfahren ist, und ihn mir in ihrer Hysterie schier abbeißen? Da lasse ich mich doch lieber ein oder zwei Stunden lang von der Frau eines anderen Verlegers genüsslich reiten, während sich der Gatte, in diesen Anblick versunken, von einem seiner Chefredakteure ganz stilvoll einen ablutschen lässt. Das nenne ich kultiviert, da kann mir alles Kokain der Welt gestohlen bleiben.

Weniger kultiviert, zumindest in der Wortwahl, ging es dann allerdings in der zweiten Runde jenes Abends zu. Weil sie die Abwechslung liebte, ließ sich die Verlegersgattin jetzt auf allen vieren nieder und streckte das Hinterteil auffordernd in die Höhe, damit ich sie von hinten bedienen könnte. Weil sie aber nach ich weiß nicht wie vielen Orgasmen dort unter

Wasser stand, wo ich hineinstieß, rutschte ich zwischendurch nach oben ab. Worauf sie nur knurrte: »Junge, wenn du einen Arschfick willst, musst du zu meinem Mann, der kann das besser als ich.« Die Vorstellung, mich einer solchen Verleger-Persönlichkeit auf derart ordinäre Weise zu nähern, ließ mich sekundenlang die Haltung verlieren. Doch rasch hatte mich die Dame wieder dort eingeführt, wo sie mich haben wollte, und so blieb es bei der ursprünglichen Aufgabenverteilung. Dieser Vierer sollte übrigens – neben dem Quartett mit den Bankiers und Toby – die einzige Ausnahme von meiner beruflichen Regel bleiben.

Womit wir bei einem der raffiniertesten und bei der Kundschaft beliebtesten Gaumenkitzel wären: der Partie zu dritt, egal in welcher Konstellation. Eine Geschäftsfrau internationalen Zuschnitts beispielsweise sagte mir unumwunden, warum das so ist, nachdem ihr Prokurist und ich sie gleichzeitig befriedigt hatten: »Einen unten drin zu haben, ist ja gut und schön, aber dann sieht man ihn ja nicht mehr und kann nicht mehr damit spielen. Und wenn ich mit ihm spiele, fehlt mir wiederum das Gefühl unten drin, das habe ich doch als Frau auch verdient.« Deshalb, das dachte ich voller Befriedigung, braucht es in der Welt solcher Frauen nicht nur Prokuristen, sondern auch mich, den Callboy.

Noch häufiger als die aktive Frau ist in solchen Dreier-Konstellationen die passive, der es genügt, wenn sie zuschauen kann, wie ich es dem Gatten besorge. Ganz so selbstlos, wie das klingt, sind solche Damen allerdings nicht. Ich habe bisher noch keine getroffen, die angesichts der homosexuellen Darbietung vor ihren Augen sich nicht ganz offen selbst befriedigt hätte, entweder mit einem Vibrator oder mit dem bloßen Mittelfinger. Eine von ihnen trieb das Mitgefühl mit ihrem von mir gestoßenen Ehemann sogar so weit, dass sie sich vorher aus einer Schatulle jenen Dildo auswählte, der in Länge und Durchmesser am ehesten mit mir zu vergleichen war. So konnte sie das Gefühl genießen, vom gleichen Format wie der Gatte ausgefüllt zu werden.

Doch ist es nicht nur der sexuelle Kitzel, der Frauen an einer solchen Vorstellung reizt, sie dient fast ebenso häufig der Besitzstandssicherung. Eine Kundin hat mir das erklärt, während der Mann hinterher in die Toilette entschwand: »Bevor er sich auf Pissoirs oder in Schwulensaunen erwischen lässt und ein Erpresser oder ein Journalist dann womöglich unsere Firma ruiniert, habe ich doch lieber hier zu Hause alles im Blick. Und das Risiko, dass er süchtig nach deinem Schwanz wird und mit dir nach Thailand durchbrennt, gehe ich lieber ein, als wenn er mit irgendwelchen jungen Pipi-Mädchen herummacht. Dann müsste ich mir vorwerfen, dass ich etwas falsch gemacht habe – dass die anderen etwas können, was ich nicht kann. Aber wenn ich ihn an einen Kerl verliere, habe ich wenigstens die Gewissheit: Die haben ein Ding, das ich von Natur aus nicht haben kann, da träfe mich keine Schuld, wenn es schiefgeht. Prost.« Worauf wir auf mein »Ding« anstießen, das gerade den Fortbestand der Ehe für ein paar weitere Wochen, wenn nicht sogar Monate gerettet hatte.

ACHTES KAPITEL

TREUE HURE MEINER KIRCHE

Einer der dümmsten und verlogensten Sprüche, die mir in der Schule eingetrichtert, ja, mit dem Rohrstock eingebläut wurden, war der von den »edlen Frauen«. Als ob sie schon damals meine sexuelle Orientierung erkannt hätte, schikanierte mich unsere Deutschlehrerin, eine knochige Pfälzerin mit Damenbart, Woche für Woche mit dem Satz »Willst du wissen, was sich ziemt, frag bei edlen Frauen an« oder so ähnlich. Sie ließ ihn mich hundert Mal abschreiben, wenn sie mich mit der Hand in der Hosentasche erwischte, oder ich musste eine Strafarbeit über ihn schreiben, wenn sie meine Blicke auf ihrem Bügelbrett von Busen spürte. Vermutlich wurde sie schon feucht, wenn sie nur den Namen Goethe hörte.

Der Abscheu gegen diese Xanthippe sitzt noch heute so tief in mir, dass ich mir manchmal vor dem Einschlafen genüsslich ausmale, was ich alles mit ihr angestellt hätte, wenn sie mir von Vanessa als Kundin vermittelt worden wäre. Erst hätte ich sie gezwungen, alle englischen Four-Letter-Words ins Deutsche zu übersetzen, dann hätte ich sie genau bis zu dem Punkt geleckt, wo sie nur noch hätte winseln können, um ihr schließlich auf brutalste Weise mit gleichzeitig zwei XXL-Dildos den Rest zu geben, denn mein Schwanz wäre das Letzte gewesen, was ich ihr gegönnt hätte. Und ganz zum Schluss, wenn ihr die Tränen und der Geifer aus allen Löchern gelaufen wären, hätte ich ihr ins Gesicht geschrien: »Willst du wissen, was sich ziemt, frag bei einem Callboy an.«

Denn wenn sich eine Branche mit dem »nackten Menschen«, dem wahrhaft nackten, auskennt, dann sind es wir Callboys – zumindest wenn wir unser Handwerk verstehen. Bei uns nämlich entblößt der Kunde nicht nur seine Geschlechtsteile, sondern er entblättert auch sein Inneres bis in die tiefsten Nischen hinein. Jedem angehenden Pfarrer, Psychologen oder

Personalchef würde ich dringend eine mindestens dreijährige Ausbildung in meinem früheren Beruf empfehlen, damit er lernt, wie er seine Kunden »ziemlich« zu behandeln hat. Erst wenn er Männlein und Weiblein in ihrer vollständigen Nacktheit erlebt hat, wird er sie verstehen und sie so behandeln, wie es ihnen ziemt.

Deshalb weiß ich heute, dass der Mensch nicht nur von Geilheit und Geldgier getrieben und geprägt wird, sondern auch, und das mindestens genauso stark, von seinem Beruf. Natürlich gibt es Ärzte und Politiker wie Albert Schweitzer oder Abraham Lincoln, die ich aus tiefstem Herzen bewundere, doch zumindest jene Juristen, Ärzte, Sportler, Journalisten, Schauspieler, Politiker oder Verleger, die durch meine Hände gingen, waren beruflich verbogen und enttarnten sich unfreiwillig spätestens beim ersten Orgasmus. Die Ärzte – und da vor allem die Ärztinnen – waren meine säuischsten Kunden, die Juristen die hinterhältigsten, die Sportler die unbedarftesten, die Politiker die dümmsten, die Lehrer die geschwätzigsten und die Journalisten die großmäuligsten. Nur eine Charaktereigenschaft war nahezu allen gemeinsam: die Heuchelei. Und die schlimmsten Heuchler von allen waren die katholischen Geistlichen. Womit wir beim Thema dieses Kapitels wären.

Dass ich trotz dieses Wissens erst vor gut acht Jahren nach meinem Ausstieg aus dem Callboy-Job aus der katholischen Kirche ausgetreten bin, kann ich nur mit meiner grundsätzlichen Laxheit in Glaubensfragen und mit der geradezu zwanghaften Abneigung gegen Behördenbesuche entschuldigen. Erst als mich Vanessa eines Freitags an der empfindlichsten Stelle meiner Gehaltsabrechnung packte (»Ist dir eigentlich klar, dass ich dir Woche für Woche 12,50 Euro Kirchensteuer abziehen muss?«), ging es mir wie ein ganzer Kronleuchter auf:

Ich war die ganze Zeit nicht nur für mich und Vanessa anschaffen gegangen, sondern auch für die Popen, hatte für die katholische Kirche meinen Schwanz hingehalten – eine treue Hure meiner Kirche.

Also überwand ich meinen Widerwillen gegen alles, was nach Beamtentum riecht, ging eines Tages zur Stadtverwaltung und teilte dem zuständigen Sachbearbeiter mit: »Ich trete aus der Kirche aus, und zwar sofort.« Den schien das nicht weiter zu stören: »Noch so einer, der zu geizig ist, die Kirchensteuer zu zahlen.« Und dann, mit einem resignierenden Achselzucken: »Eines Tages stehen bei uns nur noch Moscheen und keine Gotteshäuser mehr.« Offenbar hatte der Spießer noch Restalkohol vom Stammtisch am Vorabend im Blut.

Jetzt reichte es mir endgültig: »Die Kirchensteuer können Sie denen von mir aus in den Arsch schieben. Aber dass Sie es nur wissen: Ich bin homosexuell, in den Augen der Kirche also nicht nur ein Sünder, sondern ein unheilbarer Todsünder. Wollen Sie etwa, dass ich den Papst womöglich mit meiner Krankheit anstecke?« Die Gesichtsfarbe des Beamten schlug von Weißherbst auf Burgunderrot um, er schluckte kurz, dann schob er mir ein Formular zu. Um ganz sicherzugehen, ließ ich mir auch das Kleingedruckte laut vorlesen, ehe ich unterschrieb. Jetzt war mich die Kirche los. Oder ich sie.

Meine Vorbehalte gegenüber dem Kleingedruckten hatten ihre Gründe. Vor Jahren hatte ein Freund von mir, allerdings bloß ein Protestant, aus seiner zuständigen Landeskirche austreten wollen. Nachdem er selbst dem Bekehrungsversuch eines Geistlichen widerstanden hatte, fand er sechs Wochen später in seiner Post ein auf ihn ausgestelltes Dokument mit der Überschrift »Austritt aus der evangelischen Landeskirche von ...« Na also, dachte er, das hätten wir. Später verschlug es ihn nach Hamburg, wo ihm bei der Durchsicht seiner Papiere auch das evangelische Dokument in die Hände fiel.

In einer nostalgischen Anwandlung beschloss er, es sich gerahmt an die Wand zu hängen, bis er beim genaueren Hinschauen hinter der fetten Zeile »Austritt aus…« ein winziges Sternchen entdeckte. Darüber entzifferte er in kleinster Schriftgröße den Zusatz »Erklärung des Wunsches zum…«; das Sternchen aber wies auf eine Fußnote ganz unten hin, wonach der Antragsteller diesen Austrittswunsch innerhalb von vier Wochen noch einmal schriftlich bekräftigen müsse, andernfalls er weiterhin »Mitglied der evangelischen Landeskirche in…« bleibe. Jahrelang also hatte mein Freund immer noch die Steuern bezahlt, ohne die Segnungen der Kirche in Anspruch zu nehmen. »Die Kirch' allein, ihr lieben Frauen, kann ungerechtes Gut verdauen«, spottete mein schöngeistiger Bankier immer.

In eine solche Falle bin ich also nicht getappt, auch der Gefahr, der hübsche Ministranten gewöhnlich in der Sakristei ausgesetzt sind, bin ich entgangen – im Gegensatz zu meinem späteren Callboy-Kollegen Luggi. Vielleicht lag es daran, dass unser damaliger Pfarrer nicht pädophil genug war, sich an einem dürren Zwölfjährigen wie mir zu vergreifen. Für ihn, das hat mir ein offensichtlich attraktiverer Klassenkamerad gebeichtet, begann das männliche Geschlecht mit vierzehn, alles darunter war ein Neutrum, für das es sich nicht lohnte, ins Zuchthaus zu kommen. Der Klassenkamerad aber schien das Risiko wert und so erwarb er sich schon in jungen Jahren Fertigkeiten, die ihm später in dunklen Parks und öffentlichen Toiletten seinen Lebensunterhalt sicherten.

Weil ich aber aus ästhetischen Gründen nächtliche Parks und Pissoirs immer gemieden habe – der Leser wird sich an meine Verhaltung auf jener Bahnhofstoilette im Rheinland erinnern –, bin ich erst als Volljähriger in den Genuss meiner ersten und bisher einzigen »Schwarzwurzel« gekommen. Und auch die habe ich, wie so vieles, Vanessa zu verdanken.

Ein höherer katholischer Würdenträger – welcher Dorfpfarrer kann sich schon alle zwei Wochen eine solide dreistellige Summe für einen Blowjob leisten? – suchte einen Spielgefährten für »etwas ganz Normales«: kein S/M, kein Kaviar und keine perversen Rollenspiele, nur einen »ganz normalen« gegenseitigen Oralverkehr oder zwei, sonst nichts. Dass es sich allerdings bei »Michael«, wie er sich nach dem Erzengel mit dem Flammenschwert nannte, um einen verkappten Okkultisten handelte, verriet sie mir vorsichtshalber nicht. Schließlich kannte sie mich gut genug, um zu wissen, dass mir alles Übersinnliche fremd ist und manchmal sogar ein körperliches Unwohlsein bereitet.

Anfangs ließ sich das alles ganz vielversprechend an. Michael war der Typ Mann, wie er mir am liebsten ist: groß, schlank, in den Vierzigern, leicht grüne Augen und für einen Geistlichen vergleichsweise elegant gekleidet, nicht einmal Socken und Unterwäsche stammten aus dem Kirchenfundus. Und seine Schwarzwurzel hatte jene Größe, wie man sie gern im Mund hat – keine Fettnudel, kein Enterhaken und auch kein Däumling, genau das richtige Format also, bei dem man sich auf das Eigentliche konzentrieren kann.

Monatelang war das ein gegenseitiges Geben und Nehmen der angenehmsten Art, umso mehr, als er mich als erwachsenen, gleichberechtigten Partner zu akzeptieren schien, dessen Schwanz sich mit dem seinen »auf Augenhöhe« begegnete, wie es auf Neudeutsch heißt. Nur ein einziges Mal regte sich in mir ein leiser Verdacht, dass ich vielleicht doch zehn Jahre zu alt und zu groß für seinen Geschmack sein könnte: als er mir nämlich in den leuchtendsten Farben den Skandal schilderte, der in jenen Tagen die katholische Kirche und die Boulevardpresse Deutschlands erschütterte.

In einem Teil dieses wunderschönen Landes hatte sich ein Priester mit drei seiner Ministranten zur gottesdienstfreien Zeit in der Kirche verabredet. Und um ganz sicherzugehen, dass sie nicht bei ihrer gemeinsamen Todsünde überrascht würden, hatte er die Kirche von innen abgeschlossen, bevor er den Jünglingen die Jeans herunterzog. Was er jedoch in seiner Gier vergessen hatte, war, dass der Nebeneingang offenstand und durch den kamen zwei Betschwestern ausgerechnet in dem Moment, wo sich drei nackte Knaben und ein halbnackter Priester auf den Stufen vor dem Altar wälzten. Der strafrechtliche Rest der Geschichte lässt sich höchstwahrscheinlich für jeden meiner Leser erahnen.

Nicht vorhersehbar war dagegen, wie Michaels Körper reagierte, während er sich und mir die Details dort vor dem Altar ausmalte: »Stell dir vor, in jeder Hand soll er eins von diesen Dingelchen gehabt haben, sooo klein sollen sie gewesen sein, und das dritte im Mund, dieses alte Ferkel, er konnte nicht genug davon bekommen, haben die Frauen der Zeitung erzählt. Und die ganze Zeit soll er einen Steifen gehabt haben, dass es sie geekelt hat und sie fast davongerannt wären.« Beinahe wäre es mir wie den Betschwestern ergangen. Denn vom Erzählen begann auch Michael wieder steif zu werden, obwohl wir doch gerade zwei 69er-Runden gedreht hatten. Wenn sich ein Erwachsener an Teenie-Schwänzen derart aufgeilt, steigt mir die Magensäure hoch.

So richtig übel aber wurde mir erst Wochen später, als ich begriff, warum Michael immer sofort nach meinem Erguss ins

Badezimmer rannte. Ich wäre der Letzte, der einen Mann verurteilt, bloß weil er es mit der Hygiene vielleicht übergenau nimmt, auch ich habe schließlich eine Ader in diese Richtung. Zu rebellieren beginnt mein Magen erst – oder, genauer, meine Psyche –, wenn ich merke, dass ich einen penetranten Heuchler vor mir habe. Und genau so einen Heuchler hatte ich mir mit Michael eingehandelt.

Anfangs war ich nur irritiert, dass Michael in der Dusche halblaut vor sich hin murmelte, während er offensichtlich meine Spuren von sich abwusch. Ein Choral konnte es nicht sein, dafür war das zu monoton, was er von sich gab. Ich legte mein Ohr an die Badezimmertür und siehe da – es war ein Gebet, das ich hörte, kein flüchtig dahingesagtes Tischgebet oder Vergeltsgott, sondern ein inbrünstiger Dank an seinen Herrn, wofür auch immer, das konnte ich nicht unterscheiden durch die Tür. Normalerweise bemühe ich mich in so delikaten Situationen um Diskretion, schließlich ist jedes Tier nach dem Abspritzen traurig, aber in diesem Fall ließ mir die Neugier keine Ruhe: Warum bedankt er sich beim lieben Gott, dass er mir einen blasen durfte, warum tut er das nicht bei mir oder von mir aus bei seiner Bank oder bei Vanessa? Also fragte ich ihn. Und siehe da: Was er mir allen Ernstes weismachen wollte, war, dass er Gott danken müsse, weil er ihm erlaube, die Todsünde Fleischeslust mit eigenen Lippen aus mir herauszusaugen – den Teufel Homosexualität sozusagen mit dem Beelzebub Blowjob auszutreiben, ein Exorzismus der schwulsten Sorte. Ich konnte es nicht fassen.

Bei allem Respekt vor dem Übersinnlichen und den Menschen, die Zwiesprache mit dieser mir fremden Welt halten – diese Ausrede roch mir denn doch zu stark nach Fisch, sie stank geradezu zum Himmel. Warum gab er nicht einfach zu, dass er für sein Leben gern Schwänze lutschte? Warum musste er sein eigenes schlechtes Gewissen mit einem so verblasenen Okkultismus hinters Licht führen, wo es doch die Ohrenbeichte für Leute wie ihn gab? Und das Schlimmste daran war: Er schien allen Ernstes an seine Mission zu glauben, den Satan auf diese Weise aus mir herauszulocken und mich zu reinigen. Womöglich würde er mir eines Tages die Rechnung präsentieren, weil er doch nichts anderes im Sinn gehabt hätte, als sich für mich zu opfern. Mir wurde immer übler.

Nachdem ich drei Nächte lang von dem Albtraum heimgesucht worden war, wie der Heilige Michael mich, Luzifer Steve, in die Hölle hinabstößt, nachdem er mir vorher mit dem Schwert mein sündigstes Teil abgehackt hat, rief ich Vanessa an und schilderte ihr mein Dilemma. Wie sollte ich meine beruflichen Pflichten erfüllen können, wenn ich aus lauter Angst vor dem Exorzismus keinen mehr hochbekäme?

Auch hier wusste meine Traumfrau Rat: Sie würde mit Michael ein Vier-Augen-Gespräch führen und ihm dabei eine andere, spirituellere Agentur empfehlen. Wenn selbst ich, ihr seelisch stabilstes Pferd im Stall, ihr Sahnestück, mit so einem Hokuspokus (das sagte sie, taktvoll wie sie ist, nur mir) überfordert sei, was würden dann erst ihre anderen Jungs machen? Jungs, die vor lauter Aberglauben jeden Morgen ihr Horoskop lasen, bevor sie sich überhaupt aus dem Bett wagten? Um es in der Sprache der Springreiterin Vanessa zu formulieren: Wo die dumpfen Roastbeef-Fresser unter meinen Kollegen schon an einem harmlosen Birkenrick die erste Latte gerissen hätten, hatte ich, zäh und widerstandsfähig wie ich bin, es immerhin bis zu Pulvermanns Grab geschafft.

Aber da lag ich nun und kein Priester der Welt würde mich hier wieder herausholen können. Zum Glück half mir mein ständiger Heißhunger auf Sex, der mich sogar aus der tiefsten Depression herauskatapultieren kann, auch diesmal wieder auf die Sprünge. Immerhin hat mich das gruselige Abenteuer mit dem Erzengel Michael gelehrt, für den Rest meines Lebens einen weiten Bogen um alle Schwarzwurzeln zu schlagen. Stattdessen bin ich reumütig zu meinem Lieblingsgemüse, dem eleganten weißen Spargel, zurückgekehrt. Der zergeht dir schier auf der Zunge, ob du ihn nun lutschst oder kaust, beschmiert deine Hände nicht mit dieser klebrigen schwarzwurzeligen Flüssigkeit, wenn du ihn schälst, und verursacht dir keine seelischen Blähungen hinterher. Wenn es einen Genuss ohne Reue gibt, dann ist es eine schöne, lange, schlanke Spargelstange. Sie darf nur nicht zu alt und zu holzig sein.

Doch will ich der Schwarzwurzel insofern Gerechtigkeit widerfahren lassen, als ich an jene Fresser erinnere, die nicht genug von ihr bekommen können. Das sind zum Beispiel jene Unglücklichen, deren Gaumen man schon in der Jugend abgestumpft hat, indem man sie in ein Knabeninternat steckte, das von katholischen Priestern geleitet wird, und die für den Rest ihres Lebens nicht mehr die Finger lassen können von dieser zweifelhaften Delikatesse – bedauernswerte Opfer wie mein lieber amerikanischer Freund George.

Ich habe Ihnen George bereits im vierten Kapitel vorgestellt, wo er mich in die Amsterdamer Szene eingeführt hat. Schon damals hat er mich in den Pausen mit Anekdoten aus seiner Schulzeit unterhalten und immer waren die Anekdoten so gepfeffert, dass diese Pausen, die er der männlichen Natur zollen musste, nie länger als eine halbe Stunde dauerten. Inzwischen hat er es sich zur Gewohnheit gemacht, seine jährliche Europatournee von Sylt über Amsterdam nach Ibiza für einen Abstecher in die deutsche Provinz zu unterbrechen, um mir neue

Geschichten aus dem Internat am Erie-See zu erzählen – und ein paar andere Dinge mit mir zu erledigen, die uns verbinden. Diese Geschichten sind so saftig, aberwitzig und urkomisch, dass Michael nicht aus dem Exorzieren herausgekommen wäre und die Verlage sich um die Rechte reißen würden, wenn sie nur von dieser erotischen Schatztruhe wüssten.

George war mit 14 Jahren Vollwaise geworden, nachdem sich seine Milliardärs-Eltern im Vollrausch zu Tode gefahren hatten. Die Großmutter in Boston, bei der er unterschlüpfen durfte, erkannte rasch, dass der Junge geistig und körperlich vernachlässigt war. Seine einzige »Lektüre« waren Comic-Hefte, Schwimmen konnte er ebenso wenig wie Radfahren und sein Schwanz war selbst für den nachsichtigen Blick der Großmutter eine einzige Peinlichkeit. Was lag da näher, als ihn auf die »Ranch« zu schicken und ihn dort in die Hände erfahrener katholischer Patres zu geben, die alle diese Missstände gewissenhaft beseitigen würden? Umso mehr, als Georges Urgroßvater einst zu den Gründungsvätern dieser elitären Institution gehört hatte und seine Familie noch heute einer ihrer finanzkräftigsten Förderer ist.

Wenn die »Jungbullen«, wie die Absolventen des Internats genannt werden, mit 18 oder 20 Jahren entlassen werden, stehen ihnen alle Türen offen. Da sie gnadenlos gedrillt wurden in Rhetorik, Patriotismus, jesuitischer Dialektik und Blowjobs, reißen sich die Parteien, Anwaltskanzleien und Konzerne des Landes um sie. Und weil die Patres in jahrelangen Studien ihre Methoden der körperlichen Ertüchtigung verfeinert haben, verlässt keiner mit einem Schwanz unter 20 Zentimetern die Schule, der Durchschnitt der Absolventen liegt bei 26,3 – eine in der ganzen Welt unerhörte pädagogische Leistung und die ideale Voraussetzung für eine Karriere in einem Land, wo

Männlichkeit gern mit dem Zollstock gemessen wird. George liegt zwei Fingerbreit über dem Durchschnitt.

Weil ich Georges Buch nicht vorgreifen will, werde ich nur die nötigsten Eckdaten nennen. Die Schüler wohnen zu acht in spartanisch eingerichteten Zimmern, täglich um sechs werden sie vom diensthabenden Pater für die erste intime Trainingseinheit geweckt, die meine Morgengymnastik an Intensität weit übertrifft, wie mir George mehrfach vorgeführt hat. Weitere offizielle Trainingseinheiten folgen mittags um eins und abends um sieben. Zusätzliche Übungen mit Klassenkameraden oder Vertrauenslehrern sind erwünscht, aber freiwillig, jedoch müssen sie im persönlichen »Messbuch« jedes Schülers berücksichtigt werden, um den wissenschaftlichen Charakter der Forschungsreihe zu gewährleisten. Dieses Programm verlangt nicht nur von den Schülern, sondern auch von den Trainern körperliche Ausdauer und einen starken Arm. »Nie wieder habe ich derart kräftige Handgelenke gesehen wie bei unseren Lehrern«, beschreibt George die unvermeidlichen Konsequenzen.

Am letzten Tag jedes Quartals kontrollieren die Patres vor versammelter Mannschaft die Wachstumsraten, vergeben öffentlich Haltungsnoten, ermuntern zu mehr Trainingsfleiß oder drosseln, wo es angebracht ist, den jugendlichen Übereifer. Weil an solchen Abenden der Direktor persönlich die Technik jedes Einzelnen bis zum Erguss überprüft und notfalls auch den eigenen Leib nicht schont, bleibt am nächsten Tag die Aula zur Generalreinigung geschlossen, der Geruch von Chlor und Bleichlauge zieht dann beißend durchs ganze Haus.

Den Höhepunkt des Schuljahrs bildet die Abschlussfeier vor geladenen Gästen aus Familie, Politik, Wirtschaft und Kultur, denen die Zöglinge demonstrieren dürfen, was sie in der Zwischenzeit an Wissen und Fähigkeiten hinzugewonnen haben. Das gipfelt dann im Laufe des Abends immer in einem höchst zwanglosen Beisammensein aller mit allen, wobei im Eifer des Gefechts sich Neigungen offenbaren, die an der Glaubwürdigkeit mancher Politiker und Wirtschaftsbosse zweifeln lassen. Georges Großmutter immerhin war ehrlich genug, unverhohlen ihre Befriedung zu zeigen, dass der Enkel doch noch ein ganzer Mann geworden und damit die Familienehre wieder hergestellt war.

Die Politiker dagegen scheinen hüben wie drüben die Gleichen zu sein, auf der anderen Seite des Atlantiks ebenso schäbig wie in meinem Apartment. George erzählte zum Beispiel, wie sich ein hoher republikanischer Würdenträger angesichts der beeindruckenden Männlichkeit, die sich ihm aus dem Schülerkreis entgegenreckte, lästerte: »Da hätte der alte Kennedy seine Söhne besser hierher geschickt als auf irgendwelche degenerierten Ostküsten-Schulen. Ihr erinnert euch doch, was Truman Capote gesagt hat: ›Ich habe schon viele Schwänze in meinem Leben gesehen, daher weiß ich, was ein guter Schwanz ist. Aber legen Sie alle drei Kennedys zusammen und Sie haben nicht einen einzigen guten.‹« Erst vor wenigen Monaten war mit Robert auch der mittlere der Brüder ermordet worden.

George hat die vom Lehrplan vorgeschriebenen Nachstellungen der Patres umso bereitwilliger ertragen, als er als Nachfahre des Gründervaters die besondere Aufmerksamkeit des Direktors genoss. Fast täglich wurde er in dessen Einzelzelle gebeten, um dort seine schulische Entwicklung vorzuführen, um dann dem angeblich beeindruckten Prior zur Hand zu gehen. Noch heute spricht George nur in den höchsten Tönen von ihm: »Er war der ideale Lehrer und er brachte alle Voraussetzungen dafür mit: Format, Technik, Ausdauer und eine Begeisterungsfähigkeit, die alle animierte, die mit ihm in Berührung kamen. Und immer hat er treu zu seinen Neigungen gestanden.« Ach George, auch dein Gaumen scheint vom übermäßigen Schwarzwurzelgenuss abgestumpft worden zu sein.

Noch früher als George ist Ludwig, mein fränkischer Kollege bei Vanessas Boys, in die Fänge der Schwarzwurzeln geraten, mit zwölf Jahren nämlich schon. Nur dass es bei Ludwig keinen Gaumen gab, den man hätte abstumpfen können – er ist schon abgestumpft zur Welt gekommen. Drei Jahre haben wir in der gleichen Firma zusammengearbeitet, aber nur ein einziges Mal in dieser Zeit hatte er das, was man den Anflug einer Idee nennen könnte: Er erkannte, dass er seinen bayrischen Kosenamen »Luggi« auch englisch aussprechen könne und seitdem nannte er sich »Lucky«, später sogar »Lucky Luke«, nachdem ihm Vanessa einen entsprechenden Comic zugesteckt hatte. Und weil er aus Mangel an Geist und Gesprächsthemen ebenso schweigsam war wie sein Vorbild aus dem Wilden Westen, blieb der Name an ihm haften. Er ist das Markanteste an diesem Langweiler, wenn man von seinem Dreschflegel von Schwanz absieht.

Luggi ist in einem Dorf im Bayrischen Wald aufgewachsen, wo der Fernsehempfang so miserabel war, dass die Bevölkerung, je nach Neigung, ihre Freizeit entweder in den drei Kneipen oder in der Kirche verbrachte. Für das halbe Dutzend pubertierender Jünglinge, die noch zu jung für den Alkohol, aber zu alt fürs Beten waren, war die einzige Alternative die Tischtennisplatte des Pfarrers – und die Dusche in seinem Badezimmer, wo sie sich hinterher von Ehrwürden den Schweiß und alles übrige abwaschen ließen, man gönnt sich ja sonst nichts.

Obwohl Luggi mit seinen zwölf Jahren eigentlich noch zu jung für den Geschmack des Seelsorgers war, fand er sich eines Tages, zusammen mit fünf älteren Bauernlümmeln, nackt unter der Dusche wieder. Des Pfarrers kritischer Blick fiel auf die Rückseite des schmächtigen Knaben, nun ja, dachte er, in der Not frisst der Teufel Fliegen. Doch als ihm Luggi ohne falsche Scham seine Vorderseite darbot, konnte von Fliege keine Rede mehr sein, sondern nur noch von einem fetten Brummer, der sich auch sofort widerstandslos verspeisen ließ. Seitdem war er immer der Erste, mit dem der Pfarrer seine wöchentliche Runde unter der Dusche begann.

Aber wie in der Geschichte mit den hessischen Ministranten, die mir der okkulte St. Michael erzählt hatte, schlug auch hier das Schicksal in Gestalt einer Betschwester zu. Schon seit Monaten hatte sich seine Haushälterin gewundert, warum der Pfarrer das Training des Tischtennis-Klubs ausgerechnet auf den Donnerstag ansetzte, jenen Tag, an dem sie ihre Einkäufe in der Kreisstadt erledigen musste, weil nur dann ein Bus dorthin fuhr. Und als sie eines Abends nach der Rückkehr im Badezimmer etwas Klebriges von den Kacheln wischen musste, begann es selbst dieser alten Jungfer zu dämmern.

Am nächsten Donnerstag stieg sie schon bei der nächsten Haltestelle fünf Kilometer weiter aus dem Bus, ließ sich von einem zufällig vorbeikommenden Traktor wieder ins Dorf zurückbringen und stürmte, an der verwaisten Tischtennisplatte vorbei, schnurstracks ins Badezimmer. Ohnmächtig wurde sie als gebürtige Fränkin zwar nicht, aber immerhin verschlug es ihr sekundenlang die Sprache: Vor ihren Augen versündigte sich fast die gesamte männliche Jugend des Dorfes gemeinsam gegen das sechste Gebot, daneben kniete der ebenfalls splitternackte Pfarrer, dem die Vorfreude kurz und dick zwischen den Beinen stand. Ein klarer Fall für die Polizei, doch weil das Pfarrhaus kein Telefon hatte, löste die Haushälterin das Problem mit eigener Kraft.

Mit zwei, drei Handbewegungen riss sie sich Strickjacke, Sonntagskleid und Unterwäsche vom Leib, packte dann den vor Schreck starren Pfarrer an der Wurzel seines Übels, damit er ihr nicht entwischen konnte und griff sich mit der freien Hand einen Jüngling nach dem anderen, als ob sie im Leben nie etwas anderes gemacht hätte. Als sich der jugendliche Überschwang gelegt hatte, machte sie sich auch noch über ihren Dienstherrn her, der nun unversehens, ohne dass er das so recht wollte, zum ersten Mal im Leben in einer Frau steckte. Immerhin machte er das so gut, dass die Haushälterin schließlich mit dem Gefühl von ihm abstieg, in einer halben Stunde zehn versäumte Jahre nachgeholt zu haben. Worauf sie mit dem Fanatismus der Neubekehrten sofort ein tägliches Tischtennis-Training ansetzte.

Sie werden sich wundern, dass dieses Training und seine Folgen in einer so kleinen Gemeinde fast zwei Jahre lang unbemerkt blieb. Aber im Bayrischen Wald hat man andere Sorgen als so ein Pfarrer von außerhalb, da erschöpft man sich in der Landwirtschaft oder der Glasbläserei. Und für die überschüssigen Kräfte abends am Stammtisch gibt es die aus Regensburg angereiste Bedienung, da kommt man wenigstens nicht auf widernatürliche Gedanken.

So kam es, dass es die Haushälterin vor den Augen des ohnmächtigen Pfarrers immer zügelloser treiben konnte. Längst reichte ihr »bloß einer da unten drin« nicht mehr, sie entdeckte plötzlich an sich Körperöffnungen, an die sie vorher nicht einmal zu denken gewagt hatte. Deshalb beherrschte sie bald die Technik, alle sechs Knaben gleichzeitig zu beschäftigen, während dem Hausherrn nur übrig blieb, die Hände in den eigenen Schoß zu legen. Und wenn er gegen diesen unchristlichen Egoismus aufbegehrte, drohte ihm das böse Weib mit dem Erzbischof. So hatte er sich seine Nachwuchsarbeit nicht vorgestellt.

Bis ihm der Kragen platzte und er ihr fristlos »wegen gotteslästerlicher Reden« kündigte; bei welcher Gelegenheit sie Gott gelästert hatte, verschwieg er seiner vorgesetzten Dienststelle wohlweislich. Er hätte es getrost sagen können, denn die vom körperlichen Entzug gepeinigte Haushälterin setzte sich eines Donnerstags wieder in den Bus und rief von einer Telefonzelle der Kreisstadt aus das Bischofspalais an – unter dem Siegel der Verschwiegenheit, versteht sich. Der Anruf bedeutete das Ende der Idylle, wenn auch nicht für unseren stupiden Luggi.

Wenige Tage später kam ein höherer kirchlicher Beamter vorgefahren, um aus dem Tischtennisnachwuchs des Dorfes herauszuholen, was diese Bestie von Pfarrer »den armen, unschuldigen Engeln« angetan hatte. Da aber Luggi und seine fünf Mitspieler noch nie etwas von Masturbation, Fellatio und Penis gehört hatten, der Beamte wiederum nicht glauben mochte, dass auch Menschen einen Schwanz haben können, ließen sich die Verbrechen des Priesters nur in die Körpersprache übersetzen. Also führten ihn die Knaben ins Badezimmer, wo der fromme Beamte plötzlich alles begriff. Am Ende wurde der Pfarrer in einen anderen Winkel des Freistaats versetzt, seine Opfer wurden an geneigte klerikale Kreise weiterempfohlen und die Haushälterin legte ein Schweigegelübde ab. Weiß der Himmel, womit man ihr den Mund gestopft hat, jedenfalls wurde der Fall auf bewährte Weise unter den Kirchenteppich gekehrt – wie in Irland, den USA und in Australien. »Die Kirch' allein, ihr lieben Frauen …«

Selbst einem so schlichten Gemüt wie Luggi dämmerte es irgendwann, welches Spiel diese scheinheilige Bande von Schwarzwurzeln mit ihm getrieben hatte. Zwar verdankt er einem aus dieser Bande – einem Bischof, dessen Lebensgefährtin er zur allseitigen Zufriedenheit bedient hatte – die Empfehlung an Vanessa; doch weil er nachtragend wie ein geprügelter Hund ist, zieht er jedes Mal den Schwanz ein, wenn ihm ein Herr im schwarzen Maßanzug zwischen die Beine greift. Und so grundverschieden Luggi und ich auch sein mögen – eines haben wir dennoch gemeinsam: Solange dieses Pack weiterhin öffentlich Wasser predigen und trotzdem heimlich Wein trinken darf, werden wir nie wieder einem von ihnen mit unseren Spargeln den Gaumen kitzeln. Eher sollen sie an ihrer Spätlese als an unseren Schwänzen ersticken.

NEUNTES KAPITEL

DOKTORSPIELE DER MEDIZINER

Wenn ich im vorigen Kapitel die Ärzte, und da vor allem die weiblichen, als meine säuischsten Kunden bezeichnet habe, bedarf das einer Begründung. Wer mag schon glauben, dass der gütige, weißhaarige Hausarzt nur dann noch einen hochbekommt, wenn er das Schwänzchen eines zwölfjährigen Patienten untersuchen darf? Und wer könnte sich vorstellen, dass die prüde, absolut unerotisch wirkende Urologin, die einen da unten immer wie ein Stück Holz anpackt, nicht nur so raffiniert wie Mata Hari rasiert ist, sondern dass ihr auch noch eine wahre Hottentottenschürze zwischen den Beinen hängt, weil sie nur dann noch etwas spürt, wenn sie und die Sprechstundenhilfe wild daran herumzerren?

Das alles wäre ja schon genug. Aber wenn man sich dann noch erinnert, mit welchen Formulierungen sie bei jeder Gelegenheit – selbst bei Beerdigungen oder Bayreuther Festspielen – ihre Erlebnisse ausschmücken, dann verliert man jeden Respekt vor diesen Halbgöttern in Weiß. Als sich neulich die Assistentin eines amerikanischen Schönheitschirurgen in der Presse beklagte, wie unflätig sich ihr Chef über die ausgemergelten und dennoch rasierten Mösen der Hollywood-Promis lustig machte, während sie in Vollnarkose lagen, glaubte ich ihr jedes Wort. Dem Chirurgen allerdings auch.

Mir muss niemand erklären, wie abstoßend ein alter, verschrumpelter Schwanz oder ein Paar Hängetitten aussehen können. Aber nie würde ich das menschenverachtende Vokabular der Mediziner in den Mund nehmen, würde auch nicht die winzigste Kostprobe jener Obszönitäten zum Besten geben, mit denen mich eine HNO-Ärztin schreiend anflehte, ihren Mann zur Frau zu machen (ich erspare Ihnen den genauen Wortlaut). Wir Callboys sind weiß der Himmel keine Chorknaben und scheuen uns deshalb nicht vor einem unmissverständlichen Wort. Doch selbst wenn Vanessa dem stupiden Luggi begreiflich zu machen versucht, was von ihm bei einer Gruppensex-Party verlangt wird, klingt das gemessen an der Sprache der Ärzte so, als ob sie ihm das Märchen von Rapunzel erzählt.

Der grundlegende Unterschied zwischen Huren und Medizinern, jenen beiden Berufen, die dem Anblick des nackten Menschen am unmittelbarsten und häufigsten ausgesetzt sind, ist der: Während wir diese Nacktheit selbst in ihren hässlichsten Erscheinungen akzeptieren und auf sie eingehen, ihr mitunter sogar schmeicheln, kennen Ärzte keinerlei Respekt vor dem menschlichen Körper. Was beispielsweise die Chirurgen »bei Tisch«, wie sie ihr Gemetzel im OP nennen, ablästern, bloß weil der unglückliche Patient einen kleineren oder krummeren Schwanz als der »Halbgott« hat, würde selbst den hartgesottensten Bahnhofsstricher schrumpfen lassen. Ich dagegen habe mir zum Geschäftsprinzip gemacht, jedem Kunden unter zehn Zentimetern das Gefühl zu vermitteln, dass er genau jenes Format besitzt, das das Schönheitsideal der alten Griechen war. Alle glauben sie es mir, alle.

Nur zwei Berufsgruppen muss ich bei meiner Medizinerschelte ausnehmen, das verlangt die Fairness: die Krankenschwestern und die Zahnärzte. Die Krankenschwestern allein schon daher, weil ich nie mit ihnen beruflich zu tun hatte und also nichts Schlechtes über sie berichten kann. Bei ihrem Hungerlohn wird sich allerdings auch keine von ihnen einen Callboy meiner Preisklasse leisten können, außerdem haben sie ganz andere Möglichkeiten als die Durchschnittsfrau, auf ihre Kosten zu kommen; deshalb sind sie sicher in den seltensten Fällen solche Notstandsgebiete wie meine Kundinnen. Von meiner Freundin Marion Meyer, die in Hamburg an der

Alster seit 25 Jahren einen Pärchenklub führt, weiß ich, dass Krankenschwestern als Swingerinnen eine Klasse für sich sind, weshalb sie ihnen in ihren Lebenserinnerungen sogar ein eigenes Kapitel gewidmet hat – und was für eines. Da spürte beim Lesen sogar ich jenes vertraute Ziehen im Unterleib.

Und die Zahnärzte? Jeder »normale« Mensch verbindet diesen Beruf mit bohrenden Schmerzen, mit Spritzen, einem üblen Geschmack im Mund und Arzthelferinnen, die nur blond sind und sonst nichts. Zum Glück bin ich nie im Leben das gewesen, was die Hubers, Schröders und Schmidts als normal, als ihresgleichen ansehen. Wenn es als »unnormal« gilt, gern zum Zahnarzt zu gehen, dann will ich getrost und mit Freuden anders als die anderen sein. So pervers es klingen mag: Ich liebe Zahnärzte.

Das hat sicher damit zu tun, dass der erste Zahnarzt meines Lebens meiner Idealvorstellung von einem Mann entsprach, ohne dass ich es damals wusste. Kein Wrack wie jener versoffene Schularzt aus dem 3. Kapitel, der vergeblich an mir und meiner Vorhaut herumfingerte. Auch nicht wie mein späterer Stammgast Ingo, dessen höchstes Glück es war, sich von mir die Eier nageln zu lassen. Nein, mein erster Zahnarzt war ganz einfach ein schöner Mann Mitte vierzig, mit stahlblauen Augen und einem Aftershave, wie ich es nie wieder gerochen habe, ein Gentleman, der nie versucht hat, mir an die Hose zu fassen – ein wahrer Gott unter den Halbgöttern in Weiß. Er ist einer jener Männer, die ich nie im Leben vergessen will.

Dagegen dieser Ingo. Wenn mein Zahnarzt die glänzende Vorderseite der Ärztemedaille war, dann ist er die hässliche, abgewetzte Kehrseite. Hätte ich damals schon für Vanessa gearbeitet, wäre ich wohl nie mit ihm nach Hause gegangen, weil sie mich von Anfang an davor gewarnt hat, welche Gefahren solche Auswärtsspiele ohne entsprechende Sicherheitsvorkehrungen bergen können. Doch ich war jung und unerfahren, gerade mal 18 Jahre alt, hatte Hunger und brauchte Geld. Außerdem wiegte mich der protzige Ehering, den Ingo an der rechten Hand zur Schau stellte, in Sicherheit. Ich hatte zwar noch nie jemand einen geblasen, während die Ehefrau danebensaß, aber dieses Problem zu lösen, traute ich mir schon damals zu.

Ingo war ein etwa 50-jähriger pädophiler Kinderarzt, ein Bock also, der sich selbst zum Gärtner gemacht hatte. Weil er aber ein gesetzestreuer Bürger war, beschränkte er sich bei den ABC-Schützen, denen seine wahre Neigung gehörte, auf den rein medizinischen Teil der Behandlung und hielt sich stattdessen an knabenhaft wirkenden Jünglingen schadlos, die gerade volljährig geworden waren – an solchen wie mir. Und immer, wenn seine Frau – und gleichzeitig Berufskollegin – auf Fortbildung war, ging der Strohwitwer auf die Pirsch und trieb sich in Discotheken herum, wo er dann eines Nachts auch mich aufgabelte.

Es war gespenstisch. Kaum hatte er mich in seine Villa abgeschleppt, musste ich mich ausziehen, während er so hochgeschlossen wie bei der Sprechstunde blieb. Doch wenn ich jetzt die übliche Routine erwartete, war ich auf dem Holzweg, zu mehr als einem eher beiläufigen Abtasten und leichten Kneten ließ sich Ingo nicht herab. Dann drückte er mich bäuchlings auf ein mit einem weißen Latex-Spannlaken bezogenes Bett und band meine Hände am Kopfende fest. Unbewusst kniff ich meine Gesäßbacken zusammen und schloss gottergeben die Augen, doch sollte sich meine Angst rasch als unbegründet erweisen. Denn was ich da später verkümmert und verkrüppelt zwischen seinen Beinen hängen sah, erweckte nie den Eindruck, als ob es mir hätte gefährlich werden können. Er war ganz einfach impotent, und das als Arzt.

Als ich Minuten später die Augen aufschlug, stand Ingo halbnackt vor mir, nur noch mit einer Latexhose bekleidet, die so weiß wie das Spannlaken unter mir war und die sich von anderen Hosen dadurch unterschied, dass der weit geöffnete Reißverschluss vom Bauchnabel bis zum Steißbein reichte. Um dieses erbarmungswürdige, verknitterte Etwas nicht anschauen zu müssen, schloss ich sofort wieder die Augen. Doch im nächsten Moment schreckte ich hoch, ein Wasserstrahl hatte mich am Rücken getroffen. Deshalb, dachte ich spontan, hat er in der Disco die ganze Zeit Bier in sich hineingeschüttet, doch dann galt es nur noch zu verhindern, dass er mich mit seinem Schwall ins Gesicht traf. Kaum war schließlich die Quelle versiegt, griff er zu einer Kamera, um mich inmitten dieser stinkenden Suppe zu fotografieren. Das war für ihn der Höhepunkt der ersten Halbzeit.

In der Pause band er mich los, doch reinigen musste ich mich selbst, er wollte nur zuschauen. Das, worauf alle anderen Kunden sonst den größten Wert legen, wollte er nicht einmal anfassen, geschweige denn abwaschen. Mir war es recht. Dann verschwand er für eine Viertelstunde, während der ich aus reiner Langeweile an mir herumspielte, weil in diesem Akademiker-Schlafzimmer kein einziges Buch herumlag, mit dem ich mir stattdessen die Zeit hätte vertreiben können. Schließlich kehrte er kichernd zurück, in der Linken ein mit dunkelrotem Samt bespanntes, etwa 30 mal 30 Zentimeter großes Brettchen, in der Rechten ein silbernes Hämmerchen und zwei Dutzend Stahlnägel von der Sorte, an denen ich bei mir zu Hause meine Kalender aufhänge. Die zweite Halbzeit hatte begonnen.

Nackt, wie er inzwischen war, legte er sich vor mir auf den Rücken, hob mit den Fingerspitzen der einen Hand das kleine Knitterding an und schob mit der anderen das Brettchen unter seinen ausgeleierten, geradezu elefantösen Hodensack – das männliche Gegenstück zu einer Hottentottenschürze. Und dieses labberige Gebamsel hieß er mich nun an dem Brettchen festnageln, einen Stahlstift neben dem anderen, die ganzen zwei Dutzend, ohne die Eier zu verletzen. Er scheint eine solche Behandlung gewohnt gewesen zu sein, denn mehr als ein gelegentliches wohliges Grunzen konnte ich ihm nicht entlocken. Weder Schmerzensschreie noch eine Erektion – der Mann war ganz einfach in Trance gefallen.

Nachdem ich alle Nägel aufgebraucht hatte, schickt er mich ins ebenfalls bücherlose Wohnzimmer, wo er nach einer halben Stunde ohne Brett an den Hoden wieder erschien, weiß der Himmel, ob er beim Herausziehen der Stifte einen Orgasmus hatte, Spuren davon konnte ich jedenfalls nicht erkennen. Als er mir mit zitternden Händen das Honorar hinblätterte, erkannte ich, dass ich meine Heimwerkerprüfung mit Auszeichnung bestanden hatte – und das ganz ohne einen Tropfen Schweiß oder Sperma dabei zu vergießen. Trotzdem schaudert mich noch heute dieser Abgrund an Perversion, in den mich Ingo in jener Nacht hatte blicken lassen.

Nur eine wollte mir dieses Schaudern nicht abnehmen, als ich ihr hinterher davon erzählte: meine Freundin Anne. Die ganze Zeit hatte sie ein ironisches Lächeln um die Mundwinkel herum, doch als ich zu der Stelle mit dem Silberhämmerchen und den Stahlstiften kam, konnte sie nicht mehr an sich halten: »Steve, du kleines Ferkel, gib's doch zu: Du bist wie geschaffen für diesen Job. Äußerlich merkt man es dir nicht an, so zerbrechlich und harmlos, wie du aussiehst, ein braves kleines Bübchen, das kein Wässerchen trüben kann. Aber wenn es zur Sache geht, zuckst du nicht mit der Wimper. Wenn ich je einen Wolf im Schafspelz gesehen habe, dann bist du einer – eine Nutte, der keiner ansieht, dass sie eine Nutte ist.« Ich widersprach ihr nicht.

Ganz anders als Anne hat Vanessa auf meine Geschichte mit Ingo reagiert: nicht mit Abscheu, natürlich nicht, erst recht nicht mit Spott oder Mitleid, sondern einzig und allein mit Bedauern über die entgangene Gelegenheit. »Ein Jammer, Junge, dass ich dich nicht schon damals, als du 18 warst, unter meinen Fittichen hatte. Ich hätte einen Arzt gehabt, der glatt das Doppelte für dich hingeblättert hätte als dieser Pisser Ingo. Ein Teenager, der aussieht wie 14 und einen Schwanz hat wie 28, der wäre Amadeus garantiert ein paar Tausender wert gewesen. Und so, wie du dich gehalten hast, würde er das heute noch tun.« Nur schade für unser beider Bankkonto, dass die Justiz diesen Amadeus für ein paar Jahre aus dem Verkehr gezogen hatte.

In jener süddeutschen Großstadt, in der Amadeus damals praktizierte, war er der Lieblingsarzt der Schönen und Reichen: Wenn es dort je so etwas wie einen »Modearzt« gegeben hat, war er es. Mit Diplomen aus Wien, Prag und Bologna galt er nicht nur als Meister seines Fachs, sondern auch als integre Persönlichkeit, weil er als bekennender Homosexueller keine Gefahr für die hypochondrischen Millionärsgattinnen darstellte. Wen die Herren Millionäre jedoch nicht auf der Rechnung hatten, waren ihre pubertierenden Söhne. Sie, die in ihren teuren Internaten ohnehin schon ausgiebig mit Klassenkameraden experimentiert hatten, waren nun, wenn sie in den großen Ferien nach Hause kamen, ein gefundenes Fressen für Amadeus und seine unkonventionellen Behandlungsmethoden.

Gewöhnlich lief das so ab: Anlässlich der Heimkehr des 14-, 15- oder 16-jährigen Sohnes gaben die Eltern einen großen Empfang, bei dem selbstverständlich auch Amadeus geladen war. Zu fortgeschrittener Stunde, wenn die Mütter in ihrer Wiedersehensfreude ein Gläschen Champagner zu viel getrunken hatten, wurden sie von Amadeus besorgt darauf angesprochen, wie angegriffen der Sohn doch aussehe, es sei wohl ein sehr strenges Internat, in dem er eingesperrt sei. Die Folge einer solchen Erziehung sei sehr häufig eine Stoffwechselerkrankung, vor der er nicht nachdrücklich genug warnen könne. Ob der Herr Filius nicht abends einmal auf eine kostenlose Untersuchung bei ihm vorbeikommen könne? Sie kamen, einer wie der andere.

Unvermeidlich gipfelte die Untersuchung dann in einem Test des Hormonhaushalts und hier bevorzugte Amadeus die orale Methode. Weil die Knaben diese Methode, wenn auch unter einer ungleich ordinäreren Bezeichnung, hinlänglich aus dem Internat kannten und schätzten, ließen sie Amadeus gewähren. Und weil der Test zweimal wöchentlich wiederholt werden musste, um zuverlässige Ergebnisse zu gewinnen, war Amadeus am Ende der Schulferien urlaubsreif, seine Patienten aber kehrten blasser als sechs Wochen zuvor ins Internat zurück. So richtig gesund kann das also für alle Beteiligten nicht gewesen sein.

Dennoch hätte das endlos und ungestraft so weitergehen können – wenn sich nicht einer der Jünglinge einem Klassenkameraden anvertraut hätte. Zu Amadeus' Pech hatte dieser Klassenkamerad den Geschäftssinn des Vaters, des größten Gebrauchtwarenhändlers der Region, geerbt, rief noch am gleichen Abend zu Hause an und vereinbarte mit dem Vater eine Erfolgsprämie. Und so kam es, dass am nächsten Abend kurz vor Feierabend drei breitschultrige Herren und ein blasser Knabe in Amadeus' Wartezimmer saßen: der Vater und die beiden Onkel des Informanten und sein jüngerer Bruder.

Was dann folgte, wusste Vanessa nur noch in groben Zügen zu erzählen: Die breitschultrigen Herren zwangen Amadeus, vor ihren Kameras den oralen Hormontest an dem Jungen zu vollziehen und präsentierten ihm dann umgehend ihre Rechnung: Entweder du entschädigst das arme Kind mit einer siebenstelligen Eurosumme oder wir präsentieren die Fotos dem Staatsanwalt. Und um ihrer Drohung Nachdruck zu verleihen, vergewaltigten alle drei den zierlichen Modearzt auf rücksichtsloseste Weise und drohten ihm eine Wiederholung bei nächster Gelegenheit an. Was ein taktischer Fehler der Erpresser war. Denn Amadeus, der eine panische Angst vor dem Analverkehr mit stark gebauten Männern hatte, sah nun keinen anderen Ausweg mehr, als noch vor den drei Unholden zum Staatsanwalt zu gehen und sie wegen Erpressung und Vergewaltigung anzuzeigen.

Das sollte sich als Eigentor erweisen. Weil die Erpresser unwiderlegbare fotografische Beweise für Amadeus' Unzucht mit einem Minderjährigen vorlegen konnten und zudem auch noch der Sohn des Gebrauchtwagenhändlers und einige Klassenkameraden übereinstimmend die Testmethoden des Modearztes zu Protokoll gaben, endete dessen berufliche Karriere hinter Zuchthausmauern. Schlimmer noch: Dort im Zuchthaus wurde er von den Insassen wenn nicht mit offenen Armen, so doch mit offener Hose erwartet, denn nichts gilt in diesen Kreisen als verachtungswürdiger als ein Kinderschänder. Amadeus hatte sich selbst vom Regen in die Traufe gebracht.

Um das Maß seines Elends vollzumachen, sprachen die Richter auch noch die Erpresser mangels Beweisen frei. Zwar hatte Amadeus amtsärztliche Beweise von seiner blutenden Kehrseite vorlegen können, aber überzeugen Sie einmal ein europäisches Gericht davon, dass sich ein bekennender Homosexueller derartige Verletzungen nicht freiwillig zuziehen könnte. Der einzige Trost, der ihm blieb, war der, dass er nach der Entlassung dank seines Schweizer Kontos auf die Philippinen emigrieren könnte, wo die Patienten gewiss rücksichtsvoller mit ihm umgehen würden.

Doch so zuwider Vanessa und mir Pädophile sind, so bricht doch keiner von uns den Stab über seelische Krüppel wie Ingo oder Suchtkranke wie Amadeus. Beide fallen eher in die Kategorie »arme Schweine«. Viel schlimmer sind für uns, und auch hier senden wir auf der gleichen Wellenlänge, die Medizinerinnen der Handelsklasse »böse Säue«. Denn diese Damen sind, zumindest jene, die sich der Callboys bedienen, ausnahmslos geldgierig, zänkisch, kleinkariert, charakterlos und zutiefst unmoralisch. Bei Experten für Unmoral, für die wir uns halten, hat dieses Urteil Gewicht. Deshalb will ich rasch noch zwei Beispiele von solchen »Säuen« erzählen. Danach werden Sie verstehen, warum ich Vanessa irgendwann gebeten habe, mich nie wieder an eine Ärztin zu vermitteln.

Die erste der beiden hatte mich aus Vanessas Katalog ausgesucht, nur mein Aussehen und mein Alter waren ihr wichtig. Ich hatte ihr die Ware Sex zu liefern, alles andere an mir zählte nicht und genauso behandelte sie mich von Beginn an. Sie hieß Irene und war Internistin, so um die fünfzig, mehrfach geschieden, Typ zerstreuter Professor und weiß Gott keine Schönheit: zerzaustes schulterlanges, ausgetrocknetes Haar, bei dem man das ursprüngliche Blond nur noch ahnen konnte. Ihre Schmallippigkeit oben und unten verriet das böse Weib in ihr, ein Eindruck, der durch die senkrechten Falten in den Mundwinkeln vertieft und durch die Vollrasur im Intimbereich aufs Unvorteilhafteste bloßgestellt wurde. Hinzu kamen die unschönen blauen Äderchen in ihrem vom Alkohol aufgedunsenen Gesicht. Prost Mahlzeit, dachte ich bei unserer ersten Begegnung.

Bezeichnenderweise fand diese Begegnung nicht in einem Restaurant statt, wie es bei großzügigen Kunden Sitte ist, sondern in ihrer Praxis. Und was sie wollte, selbst als ich nackt vor ihr stand, war kein Quickie über dem Schreibtisch als Aperitif, sondern einzig und allein eine vollständige medizinische Bestandsaufnahme, obwohl Vanessa niemand auf die Piste ließ, der nicht ihre regelmäßigen Gesundheitstests bestanden hatte. Irene begnügte sich auch nicht etwa mit dem Blutbild, sondern ich wurde sorgfältig abgeklopft und betastet, wenn auch ausnahmslos mit Gummihandschuhen über ihren Internistenfingern, um sich ja keinen Callboybazillus einzufangen. Selbst als sie sich meinem Schwanz widmete, geschah das so naturwissenschaftlich-technisch, dass ich danach ein Stoßgebet nach oben schickte: »Der Himmel steh' mir bei, dass ich diese Alte nicht stundenlang nageln muss.«

Irenes an Hysterie grenzender Gesundheitswahn prägte unsere gesamte geschäftliche Beziehung. Zwar legte sie sich beim zweiten Termin, kaum waren wir beide nackt, bereitwillig mit gespreizten Beinen auf den Rücken. Doch sobald meine Finger oder meine Zunge mit dem Vorspiel beginnen wollten, wurden sie weggestoßen. Erst als sie alle ihre strategisch wichtigen Punkte mit einer hauchdünnen, durchsichtigen Plastikfolie abgedeckt hatte, wie ich sie zu Hause für das Aufbewahren von Leberwurst oder Schnittkäse verwende, durfte ich sie befingern oder lecken. Auf meine verblüffte Frage, ob sie das etwa für gefühlsecht halte, antwortete sie emotionslos: »Wenn du je gesehen hättest, wie ein Genitalherpes aussieht …« Wie soll man in einer so sterilen Atmosphäre seinen Mann stehen können?

Noch schlimmer wurde es, als sie sich auf den Bauch wälzte, um ihrer wahren sexuellen Leidenschaft zu frönen – dem Analverkehr. Und dabei entlarvte sie endgültig ihre Doppelmoral. Während sie von mir als ihrem bezahlten Sexsklaven penibelste Reinlichkeit verlangte, setzte sie sich, was ihren eigenen Körper betraf, über diese selbstverständliche Anstandsregel hinweg. Ich glaubte meiner Nase nicht zu trauen, als sie mir breitbeinig ihr Hinterteil entgegenstreckte: Es war jener Gestank wie damals mit Elke im Pferdestall. Irene hatte sich nicht gewaschen, weil es ja nur ein Domestike war, der sie gefälligst in den Arsch zu ficken hatte.

Die andere schmuddelige Perversion, die sich Irene als erfolgreiche Medizinerin glaubte leisten zu können, war ihr Fußfetischismus. Die Erinnerung, wie sich dieser Altweiberkopf mit den fahlblonden Zottelhaaren und den ausgelutschten Hängetitten darunter über meine Zehen hermacht und sie besabbert wie ein Lustgreis, dreht mir noch heute den Magen um. Zum einzigen Mal im Leben habe ich es damals bedauert, dass ich keine Schweißfüße habe. Aber vielleicht fehlte Irene gerade dieser Schweiß zu ihrem Orgasmus, denn beim nächsten Mal strafte sie meine frischgewaschenen Füße mit Verachtung, begnügte sich mit zwei Runden unappetitlichsten Analverkehrs, um mich danach nie wieder anzufordern. Die war ich los, bildete ich mir ein.

Doch von der Erinnerung an sie werde ich noch heute heimgesucht. Vor Monaten gönnte ich mir wieder einmal ein paar Tage Urlaub auf den Kanaren, als mir ein Déjà-vu-Erlebnis widerfuhr. Neben mir am Pool lag eine Belgierin, etwa in Irenes Alter, und fotografierte ungeniert meine Füße, einen Film nach dem anderen. Als ich sie wütend anstarrte, glaubte sie mir, erst auf Englisch, dann auf Deutsch, schmeicheln zu müssen, dass ich »wunderschöne, ganz aufregende Füße« hätte. Vielleicht hätte ich ohne Irenes widerliche Sabberei von damals höflicher reagiert, aber weil jetzt noch ein unerträgliches Kribbeln in den Füßen hinzukam, raunzte ich sie an:

»Vielleicht wollen Sie auch noch meine pralle Badehose knipsen, weil ich so einen wunderschönen aufregenden Schwanz habe? Aber merken Sie sich: Alles was Sie an mir fotografieren, die Füße und erst recht der Schwanz, ist kostenpflichtig, weil das meine Intimsphäre verletzt.« Da hatte ich sie wieder gespürt, die Respektlosigkeit der Mediziner vor dem fremden Körper – selbst wenn diese unverschämte Belgierin zufällig keine Ärztin war. Von da an hatte ich Ruhe vor ihr, denn am nächsten Morgen erfuhr ich von der Dame am Empfang, dass sie Hals über Kopf vorzeitig abgereist sei. Das war die Sprache gewesen, die sie verstanden hatte.

Das zweite Brechmittel unter meiner Ärztinnen-Kundschaft war eine Gynäkologin zwischen vierzig und fünfzig, ebenso schmallippig wie Irene und ebenso kalt und zynisch. Weil sie mir ihren Vornamen nie verraten hat, vermutlich, weil ich das bei einer so niederen Tätigkeit nicht verdiente, werde ich sie einfach »Gyna« nennen. Sie hatte jenen hemdsärmeligen Kommandoton an sich, der die Patientinnen reihenweise in die Praxen männlicher Gynäkologen treibt, weil sie sich dort zu Recht eine größere Sensibilität als bei den Ärztinnen versprechen.

Als Callboy habe ich gelernt, dass jede Möse nicht nur anders aussieht, sondern dass jede an ganz unterschiedlichen Stellen unterschiedliche Empfindungen verspürt, sei es nun Schmerz, Lust oder ganz einfach Langeweile. Engstirnige Ärztinnen wie Gyna dagegen bilden sich ein, dass ihre Möse das Maß aller Dinge sei und die Mösen der anderen wie ihre eigene zu reagieren hätten. Und wenn die Patientin vor Schmerz aufschreit, weil Gyna ihr den Finger so tief hineingestoßen hat, wie es Frau Doktor bei der täglichen Selbstbefriedigung liebt, wird sie auch noch angeschnauzt: »Machen Sie sich bloß nicht in die Pampers, Sie Memme.«

Wenn die von Gyna in irgendeiner Hinsicht das Maß aller Dinge war, dann einzig und allein in ihrer Schmallippigkeit, daran übertraf sie sogar die von Irene. Es war unbestreitbar die hässlichste Möse, die ich je gesehen habe, hässlicher sogar als die meiner Stiefmutter, weil Gynas Lippen so scharf gezackt waren, dass man befürchten musste, sich die Zunge und alles andere zu verletzen. Vor allem aber fasste dieses Ding in seinem Aussehen Gynas ganzen erbärmlichen Charakter wie in einer Nussschale zusammen: hinterhältig und gleichzeitig großmäulig, duckmäuserisch, niederträchtig und zuallererst pfennigfuchserisch wie keine Zweite.

Diese Pfennigfuchserei war schon bei unserer ersten Verabredung Gynas hervorstechendstes Merkmal gewesen. Wir trafen uns auf einer Vernissage und als sie mich in Begleitung eines männlichen Stammkunden sah, war ihre erste Frage: »Na, was kosten wir denn heute?« – so, als wollte sie schon vorab einen Rabatt auf Vanessas Preis aushandeln, weil ich mich ja heute bereits bei dem männlichen Kunden verausgabt haben musste. Ihre hämische Stimme schien aus dem tiefsten Inneren heraufzusteigen, aus dem Zwerchfell oder von noch weiter unten. Hinterhältig wie sie war, wollte sie die peinliche Situation, in die sie mich vor dem Kunden gebracht hatte, zum Feilschen nutzen. Worauf ich ihr ins Gesicht schleuderte: »Ich bin nicht käuflich, gnädige Frau.« Zumindest nicht unter Preis, hätte ich ergänzen können, doch als Akademikerin hatte sie bereits begriffen und zahlte dann, wenn auch zähneknirschend, auf Heller und Pfennig, was ich gefordert hatte.

Sie hat es dann später immer wieder versucht, mich herunterzuhandeln, mal, weil ich ihr angeblich einen zu schnellen Orgasmus verschafft hatte, mal, weil ich nicht eine volle Stunde in sie hineingestoßen hatte, sondern nur 58 Minuten. Ich rächte mich, indem ich sie am Ende nur noch wie ein Bügelbrett mit einem Loch in der Mitte behandelte. Als ihr das bewusst wurde, versuchte sie mich bei Vanessa zu denunzieren, weil mein Preis-Leistungs-Verhältnis nicht mehr stimme. Das war für mich die willkommene Gelegenheit, mich von Vanessa aus dem Verkehr mit Gyna ziehen zu lassen. Denn eine Frau, die feilscht, stinkt – und dieser Gestank ist penetranter als der beim Analverkehr mit Elke oder Irene. Solche strengen Gerüche sind mit meiner Berufsauffassung als Callboy unvereinbar.

ZEHNTES KAPITEL

DER ANWALT ALS FREUND UND LOVER

Nach all dem Schmutz und all der Niedertracht, die ich Ihnen im vorigen Kapitel über die Ärzte mit ihren kaputten Fetischen und vor allem über die Ärztinnen zumuten musste, will ich nun schnell wieder zu den Sonnenseiten des Callboy-Alltags zurückkehren. Und was wäre als Therapie gegen die Ärzte-Krankheit besser geeignet, als von meiner liebsten Branche unter den Kunden zu erzählen – den Juristen? Also erhebe ich mein Glas Veuve Clicquot auf meine Freunde, die Anwälte, und weil ich heute 33 Jahre alt werde, will ich mit einer Geburtstagsgeschichte beginnen, auch wenn es darin ausschließlich um weibliche Kundschaft geht.

Rechtsanwältin Fritzi, die das Pech hatte, von ihren preußischen Eltern Friederike getauft zu werden, ist der Typ Frau, wie sie mir am liebsten sind: großzügig im Denken und Bezahlen, wohlhabend und humorvoll, und was ihr zum Aussehen von Claudia Schiffer fehlt – sie reicht mir kaum bis zur Stirn, hat am ganzen Körper schwarze Kräusellocken und verbirgt ihre kurzsichtigen Augen hinter einer Nickelbrille –, macht sie durch ihre ansteckende Sinnlichkeit wieder wett. Nie würde Fritzi ohne ihre beiden Vibratoren und einen Vorrat Batterien das Haus verlassen, und wenn sie zwischendurch ihren Schreibtisch in der Kanzlei verlässt und auf der Damentoilette verschwindet, nicken sich die Sekretärinnen einander wissend zu. Kaum eine halbe Stunde später ist sie entspannt und bester Dinge wieder zurück an ihrem Arbeitsplatz.

So viel Temperament im Leib färbt natürlich auch auf den Freundeskreis ab. Der Einzige, den diese erotische Wundertüte bis heute kaltlässt, ist Fritzis Ehemann, der als Finanzbeamter die Abende und Wochenenden lieber mit dem Aktenstudium als im Schlafzimmer seiner Frau verbringt; schließlich sind die deutschen Steuergesetze die kompliziertesten der Welt und fordern den ganzen Mann, wenn er kleinen Handwerkern und Freiberuflern auf die Schliche kommen will. Für die großen Haie sind seine Vorgesetzten da und für Fritzi die Vibratoren, das würde die Zuständigkeit des mittleren Finanzbeamten übersteigen.

Zum Glück hat Fritzi verständnisvolle Freundinnen und weil das allesamt Juristinnen sind wie sie, sind sie auch großzügig genug, ihr etwas abzugeben, wenn Not an der Frau ist: den Gatten, den Hausfreund oder gelegentlich sogar die Söhne, falls die den Aufklärungsunterricht in der Schule wieder einmal nicht begriffen haben und ans andere Ufer abzudriften drohen. Fritzi hat sie bisher alle geheilt, behaupten die erleichterten Mütter, sie scheine die magischen Kräfte einer Schamanin zu besitzen.

Ob magisch oder nicht, entzieht sich meiner Kenntnis; ich halte nichts von Schamaninnen, sie sind mir zu ordinär. Immerhin kann ich versichern, dass ich nie wieder in meiner heterosexuellen Laufbahn ein so hochprozentiges Naturtalent zwischen den Beinen einer Frau entdeckt habe. Der Dichter des »Tauchers« muss Fritzis Strudel im Kopf gehabt haben, als er schrieb: »Und es wallet und siedet und brauset und zischt, wie wenn Wasser mit Feuer sich menget.« Treffender hätte auch ich es nicht formulieren können, selbst wenn ich persönlich der Zeile »Da unten aber ists fürchterlich« widersprechen würde. Da haben ich und Schiller wohl einen allzu unterschiedlichen Frauengeschmack.

Doch zurück zur Geschichte von Fritzis 40. Geburtstag, ehe ich meinen eigenen noch endgültig verplaudert habe und es Mitternacht schlägt. Als sich das runde Fest näherte, beratschlagten die sechs besten Freundinnen, was man einer schenkt, die schon alles hat: Vibratoren, Dildos, Orgasmuskugeln, Gangbang-Videos, Hausfreunde und andere Zweibeiner beiderlei Geschlechts? Bis Kiki, Fritzis erfindungsreichste Freundin, auf die rettende Idee kam: »Wenn sie schon die ganzen Zweibeiner durchhat, wie wärs dann zur Abwechslung mal mit einem Dreibeiner? Meine alte Schulfreundin Vanessa hat da sicher was im Angebot; sie verlangt zwar gesalzene Preise, aber Fritzis Vierzigster sollte uns das wert sein.«

»Aber nur, wenn wir alle zuschauen dürfen«, forderte Marlies, die Unscheinbarste der Sechserbande. »Ich kaufe doch nicht die Katze im Sack.«

Also musste Vanessa ihnen das Fotoalbum mit ihren »Boys« vorlegen, in dem ich – ich sage das ohne falsche Bescheidenheit – den Vorstellungen der Damen von einem Dreibeiner am ehesten entsprach. Zwar reiche ich, wenn man nur »daran« die Messlatte anlegt, nicht an Monster wie die von Toby oder Luggi heran, doch sticht das, was an ihnen hervorsteht, angesichts ihrer Möbelpacker-Muskelberge nicht weiter ins Auge. Bei mir aber ist dank meinen eher zierlichen 1,64 m die Relation zwischen den drei unteren Extremitäten so vorteilhaft, dass das Ding in der Mitte ohne weiteres als drittes Standbein durchgehen könnte. Auf einem der Fotos beispielsweise sehe ich vom Bauchnabel abwärts wie ein mächtiger griechischer Dreizack aus.

Und so kam es, dass ich und nicht Toby es war, der vor den kritischen Augen von sechs Volljuristinnen, zwei davon sogar promoviert, eine siebte Volljuristin durch alle Instanzen jagen durfte. Wobei man sich darüber streiten könnte, wer nun wen im vollen Galopp vor sich her getrieben hat. Wenn der Ritt auf der blonden Bankiersgattin Jenny meine brachialste Nummer gewesen ist, dann war das Geburtstagsgeschenk für Fritzi die sprühendste meines Lebens, ein Vesuv ist nichts dagegen.

Doch um der Wahrheit die Ehre zu geben: Ohne die vor Erotik berstende Atmosphäre in Kikis Schlafzimmer mit den schalldichten Fenstern wäre dieser Kraftakt nie zu schaffen gewesen. Stellen Sie sich vor, Sie stoßen in einen Vulkan hinein, aus dessen Öffnungen, und zwar aus allen Öffnungen, die Funken nur so herausstieben und auf Sie überspringen, während um Sie herum sechs keuchende Zuschauerinnen mit weit aufgerissenen Augen knien, sitzen oder liegen, pausenlos Obszönitäten wie im Pornokino ausstoßen und nicht aufhören können, sich zu reiben, jede von ihnen so scharf wie die Wurstschneidemaschine meines Freundes Peter – da hätten es möglicherweise auch andere als ich geschafft, drei Stunden am Stück ihren Mann zu stehen und hinterher noch den ganzen Tag mit einem Halbsteifen herumzulaufen. Wenn auch, davon gehe ich einmal aus, keiner so stilvoll wie ich ejakuliert hätte. Wer käme sonst auf die Idee, den letzten Orgasmus des Tages mit dem Stoßseufzer »O Sancta Justitia« aus Lortzings »Zar und Zimmermann« zu krönen, den ich mir eine Woche zuvor hatte anschauen müssen, weil ein Stammkunde mich dorthin geschleppt hatte?

Wenn Fritzi ein einziger Sonnenschein war, so hatte ich es bei der nächsten Juristin meines Lebens mit dem genauen Gegenteil zu tun. Denn Frau Doktor Duliö, wie wir sie alle hinter ihrem Rücken nannten, verbreitete, wo sie ging und stand, nur Schatten, tiefsten Schatten – und eine beißende Ausdünstung. Vielleicht deshalb, weil dieser 60-jährige rustikale Haudegen nicht nur Lodenmäntel, Lodenjoppen und Lodenröcke trug, sondern unter diesen Lodenröcken – aus lauter Angst um ihre Eierstöcke – gefütterte Lodenunterwäsche. Und weil sie diese Wäsche nur alle paar Tage wechselte, machte der Raubtiergeruch unter dem Lodenrock den Verkehr mit ihr etwas degoutant, wie mein empfindsamer Banker gesagt hätte. Bestimmt drei Dutzend Mal musste ich in diesen Raubtierkäfig steigen und mich mit ihr abmühen, ehe sie, reglos auf dem Rücken liegend, ihr befreiendes »Duliö« ausstieß. Als Vanessas Hausjuristin hatte sie Vorkaufsrechte auf jeden »Boy«, der ihr gerade gefiel. Und ich hatte das Pech, ihr mindestens zwei Mal pro Woche zu gefallen, weil ich angeblich bis in die intimsten Details ihrem Neffen Waldo, einem Modejournalisten, glich. Wem je der Gestank aus einem Panthergehege entgegengeschlagen ist, weiß, was ich damals gelitten habe.

Umso leichter fällt es mir jetzt, wo meine Zeit als Callboy unwiderruflich vorüber ist, von den Machenschaften der Frau Doktor Duliö zu erzählen. Dieses böse, aber hochqualifizierte Weib hatte ihren Posten als Justitiarin eines großen internationalen Konzerns vor Jahren verloren, weil sie auch auf den Zähnen Haare wie eine Drahtbürste hatte. Um die Abfindung der Duliö trotz ihrer Kenntnis der Leichen im Konzern-Keller in den Grenzen einer bescheidenen Millionensumme zu halten, vereinbarten Unternehmer und Justitiarin den folgenden Deal: Beide Seiten verbreiteten unabhängig voneinander, dass sie sich in tiefstem Unfrieden getrennt hätten. Das hatte zur Folge, dass sich alle leitenden Angestellten, die von dem Konzern gefeuert wurden, sogleich der Kanzlei der Frau Doktor anvertrauten. Eine der renommiertesten Arbeitsrechtlerinnen Deutschlands und auch noch die Todfeindin und intimste Insiderin des Konzerns – wer sonst könnte die höchstmögliche Abfindung für die Gefeuerten herauspressen?

Wenn die Klienten sich später über die enttäuschend niedrige Summe wunderten, die Frau Doktor für sie »erstritten« hatte, wurden sie von der Kratzbürste abgekanzelt: Heutzutage würden nun einmal solche hohen Summen nicht mehr gezahlt, die fetten Zeiten seien vorbei, außerdem habe der Mandant törichteste taktische Fehler begangen, die wären selbst mit Duliös Verhandlungsgeschick nicht mehr auszubügeln gewesen. Was die Mandanten jedoch nicht wissen konnten: Der Konzern trieb ganz gezielt die Gefeuerten in die Arme der »Todfeindin«, die sich im Gegenzug dafür bedankte, indem sie die Abfindungsforderungen so niedrig wie möglich hielt. Und weil es zur Firmenphilosopie des Konzerns gehörte, gut bezahlte Angestellte zu feuern, wo es nur ging, um sie durch billige Nachwuchsmanager ersetzen zu können, machte jeder seinen Schnitt – nur nicht die Opfer der Frau Doktor Duliö, die nun ohne Arbeit und Zukunftsperspektive auf der Straße lagen.

Vielleicht liegt es an der streng riechenden Frau Doktor Duliö – wer kennt sich schon im eigenen Unterbewusstsein aus –, dass ich die Juristen in einem der vorigen Kapitel als meine hinterhältigsten Kunden bezeichnete. Dabei empfinde ich diesen Begriff durchaus nicht so negativ, wie er in manchen Ohren klingen mag. Warum sollen Juristen nicht hinterhältig oder, von mir aus, hinterlistig sein, das gehört zu ihrem Beruf, nicht umsonst nennt man sie »Rechtsverdreher«. Sofern ich Erfolg haben will im Leben, und das wollen wir schließlich mehr als alles andere, muss ich nun einmal gelegentlich aus dem Hinterhalt heraus arbeiten, das geht nicht anders. Wenn ich beispielsweise einem Kunden schmeichle, dass seine acht Zentimeter genau dem klassischen griechischen Schönheitsideal entsprechen (und natürlich auch meinem, zwinker zwinker), muss es ja auch nicht unbedingt die Wahrheit sein, die ich ihm ums Maul schmiere, Hauptsache, er ist glücklich damit.

Wie anders hätte ich es wohl geschafft, einen siebzigjährigen Rechtsanwalt so für mich einzunehmen, dass er mich sogar adoptieren und als seinen Erben und Nachfolger in der Kanzlei aufbauen wollte? Wenn ich damals nicht so dumm gewesen wäre und stattdessen mehr Weitblick besessen hätte, könnte ich heute ein angesehener Anwalt in einer süddeutschen Universitätsstadt sein, frei von allen wirtschaftlichen und gesellschaftlichen Sorgen, einer der Honoratioren der Stadt, denen man bei allen Empfängen von Rang begegnet und denen die Ehrendoktorhüte und Schirmherrschaften nur so in den Schoß fallen. Doch ich war jung und töricht, wie es in einem irischen Lied heißt – auch wenn ich dieser vertanen Chance heute keine Träne nachweine, denn ich liebe trotz allem mein Leben, so wie es ist.

Kennengelernt habe ich diesen Anwalt durch eine Kontaktanzeige, die ich in der Lokalzeitung geschaltet hatte. Also kein Schwulenmagazin, kein Anzeigenblättchen, nichts Halbseidenes, sondern ganz seriös. Ich weiß den Anzeigentext noch heute auswendig:

AUFGEPASST! Sunnyboy Steve, 20, eine echte Erscheinung, gutaussehend, braungebrannt, dunkler Typ, 1,64 groß, sucht IHN. Ich begleite dich nicht nur ins 7. Reich der Sinne, sondern auch zu gemütlichen Abendessen etc. Bist du ein gutsituierter (Geschäfts-) Mann, Alter sekundär, der Diskretion und Qualität zu schätzen weiß, dann schreib mir. Ich freu mich, bis bald. Zuschriften unter Chiffre.

Die Antwort wirkte wie eine einzige Verarsche. Auf einen altmodischen Kanzlei-Briefbogen hatte jemand mit uralter mechanischer Schreibmaschine, offensichtlich im Zweifinger-Suchsystem, getippt, dass ihm meine »Bewerbung« zusagen würde und er »mit großem Interesse« meinem Anruf entgegensehe. Als ich dann tatsächlich anrief, verstärkte sich das Gefühl, verarscht zu werden. Die Stimme eines 70-Jährigen antwortete mir, bedächtig, wenn nicht sogar betulich, etwas zittrig, und bat mich zu einem Einführungsgespräch in seine Innenstadt-Kanzlei. Was immer dieser Greis unter »Einführungsgespräch« verstand – wie sollte mich ein solcher Mann ins 7. Reich der Sinne begleiten können? Würde er nicht auf halber Strecke dorthin schlappmachen? Dennoch zog ich die engste meiner hautengen Jeans an und fuhr in die Innenstadt.

Das 21. Jahrhundert hat zwar auch in der Stadt, in der ich damals lebte, inzwischen Einzug gehalten, doch in der verwinkelten historischen Innenstadt gibt es noch heute Gebäude, die den Muff der Biedermeierzeit ausatmen. So ein Haus war das, das ich nun betrat. Im ersten Moment glaubte ich, es sei die Putzfrau, die mir öffnete, doch bevor ich einen Fehler machen konnte, stellte sie sich als die »Chefsekretärin des Herrn Rechtsanwalt« vor. Wie ich bald herausbekommen sollte, war sie seine einzige verbliebene Angestellte – Schreibkraft, Laufbursche und Putzfrau in einem, vermutlich seine ältere, immer noch jungfräuliche Schwester.

Mit einem angedeuteten Knicks öffnete sie die Tür zum Allerheiligsten und da saß er, mein »gutsituierter (Geschäfts-) Mann«: Klein und verschrumpelt, wie ich mir den Geizhals aus Dickens' berühmter Weihnachtserzählung vorstelle, so alt, wie seine Stimme am Telefon geklungen hatte, mit einer jener braunen Strickjacken am Leib, wie sie vor 50 Jahren aus der Mode gekommen sind, und – das war die angenehmste Überraschung – mit Augen so treuherzig wie die eines Rauhaardackels. Gerochen hat er, wie Männer seines Alters und deren Wohnungen eben so riechen: nach dem Staub von Büchern, vergilbten Zeitungen, die sich überall in mannshohen Stapeln türmten, und nach seit Jahrzehnten nicht mehr aus dem Regal gezogenen Akten – der Mundgeruch der Rechtsgeschichte sozusagen. Und überall an den Wänden angegilbte Urkunden, wonach sich »Herbert…« vor Jahrzehnten bei der Wildschweinjagd hervorgetan hatte. Umso zeitgemäßer waren die ersten Worte, die der Zwerg an mich richtete: »Eines sage ich dir: Gefickt wird nicht, das will ich mir und dir nicht zumuten. Und mehr als 200 zahle ich nicht für einen Stricher, dass das klar ist.«

»Und dass auch das klar ist«, fauchte ich, in meiner Berufsehre gekränkt, zurück, »erstens bin ich kein Stricher, den sollten Sie sich auf der nächsten Bahnhofstoilette besorgen, und zweitens, für 200 gibt's bei mir nur ein bisschen Fummeln, sonst nichts.« Jetzt waren wir quitt, aber das war wohl die Sprache, die er verstand – und der Tarif, den zu zahlen er bereit war. Einen wohlsituierten Lover hatte ich mir anders vorgestellt.

Es sollte noch schlimmer kommen. Als Nächstes krabbelte der Zwerg hinter seinem Schreibtisch hervor, schulterte einen Rucksack – nein, keinen ledernen Aktenkoffer, kein elegantes Kollegmäppchen, sondern einen strapazierfähigen, olivgrünen Rucksack, als ob wir auf eine Bergwanderung gingen – und forderte mich auf: »Los, wir gehen zu mir nach Hause.« Als ich in meiner Ahnungslosigkeit fragte, ob das Taxi schon bereitstehe, bekam ich nur zu hören: »Wir nehmen den Bus.« Und das mir, der in öffentlichen Verkehrsmitteln unter Platzangst leidet, weil mir jeglicher Körperkontakt mit wildfremden Menschen zuwider ist.

Dennoch ist es mir gelungen, diese traumatisierende Fahrt im Stadtbus zur Stoßzeit innerlich zu verdrängen, denn irgendwann standen wir vor seiner Tür in einem Wohnblockviertel am Stadtrand. Und hinter dieser Tür herrschte ein Geruch wie in seiner Kanzlei: Staub, Akten, Zeitungsstapel, so hoch, dass mir unwillkürlich der Ausruf entschlüpfte: »Mein Gott, sind Sie denn ein Messi?« Im nächsten Moment waren wir beim Du, weil er mir mit beiden Händen an die Jeans griff, ich aber erst einmal Bargeld sehen wollte – die vereinbarten 200.

Bei dieser fixen Summe sollte es auch in Zukunft bleiben, denn als einzige Dienstleistung verlangte Herbert, dass er mir zwischen die Beine fassen und mich dort eine halbe Stunde lang kneten dürfe, bei geschlossener Hose, versteht sich. Eine richtige Erektion hatte ich während der ganzen Zeit, da wir miteinander verkehrten, nicht, geschweige einen Abgang. Er begnügte sich mit dem Gefühl in der Hand und der irrigen Vorstellung, mich erregt zu haben, bloß weil er sich wegen meines Formats und der Enge der Hose einbildete, ich wäre unter seinen Fingern hart geworden.

Nie hat er versucht, mir den Reißverschluss herunterzuziehen, um das zu machen, was sonst immer alle mit mir machen, nie wollte er ihn anschauen, obwohl ich nach dem Urteil eines türkischen Anwalts, von dem ich noch berichten werde, »den schönsten Schwanz der Welt – ohne Lüge« habe. Im Gegenteil. Er war der unerschütterlichen Ansicht, »dass es nichts Hässlicheres gibt als einen nackten Mann« und dass es »ungleich schöner sei, die Dinge zu verhüllen, als sie zu entblößen«. Und sich von mir anfassen lassen, wollte er erst recht nicht; bei meinem ersten zaghaften Versuch stieß er mich so zornig zurück, dass ich es kein zweites Mal wagte. Es waren leicht verdiente vier Fünfziger, die er mir jedes Mal beim Abschied in die Hosentasche schob.

Statt einer sexuellen Beziehung entwickelte sich im Lauf der Monate zwischen uns ein Vater-Sohn-Verhältnis, wenn man einmal davon absieht, dass Väter ihren Söhnen nicht den Schwanz kneten sollten, davon halte ich nichts. Für Herbert war ich ganz einfach der Sohn, den er nie gehabt hatte und der ihm nun wie durch ein Wunder in den Schoß gefallen war. Häufiger als mir an die Hose zu fassen, führte er mich nun zum Essen aus, erzählte mir stundenlang von seiner Vergangenheit und vermittelte mir jene literarische Bildung, von der ich bisher nicht einmal vom Hörensagen gewusst hatte. Bis dahin hatte ich von Theodor Storm oder Charles Dickens kaum den Namen gehört, doch nun war ich plötzlich per Du mit dem Schimmelreiter oder mit Oliver Twist. Und als ich ihn an Weihnachten besuchte, las er mir mit Tränen in den Augen die Dickens-Geschichte vom Geizhals Scrooge vor. Was immer er auch ursprünglich von mir haben wollte – Herbert hat dem »Stricher« die Tür zu einer ganz neuen Welt geöffnet.

Dass der Vater den Sohn dann doch wieder verlor, ist einzig und allein meine Schuld. Als Herbert mir während eines besonders stimmungsvollen Beisammenseins vorschlug, eines Tages seine Kanzlei zu übernehmen, er wolle mein Studium und auch sonst alles finanzieren, an Geld fehle es ihm gewiss nicht, lehnte ich, blind, wie ich damals war, nach kurzem Überlegen ab. Die Vorstellung, jahrelang wieder die Schulbank zu drücken und Gesetzestexte zu pauken, auf eine unabsehbare Zeit kein glamouröses Leben mehr führen zu können, mit dem Stadtbus statt mit einem BMW oder einem Mustang fahren zu müssen, überstieg meine Kräfte.

Heute stelle ich mir in meinen Tagträumen oft vor, dass ich, wenn ich Herberts Rat gefolgt wäre, Staranwalt mit Kanzleien in der Berliner, Hamburger und Münchner City sein könnte und mein Expertenurteil in allen Medien gefragt wäre, doch damals war ich einfach noch nicht reif genug für so etwas. Ich stand am Kreuzweg und habe mich – vielleicht – für die falsche Richtung entschieden. Andererseits: Wie hätte ich sonst meinen schönen türkischen Anwalt kennenlernen sollen, wenn ich an irgendeiner Provinz-Uni versauert wäre und allenfalls dem einen oder anderen Professor ein bisschen Abwechslung vom erotischen Alltagstrott hätte verschaffen können? Zumindest das mit den Professoren und ihren Professorsgattinnen habe ich in Vanessas Diensten inzwischen zur Genüge nachgeholt.

Meinen schönen Anwalt aus Istanbul verdanke ich vor allem der Tatsache, dass die türkischen Homosexuellen offensichtlich ganz grauenhaft schlechte Liebhaber sind. Das jedenfalls behauptete er immer, wenn wir auf dieses Thema zu sprechen kamen: »Die türkische Schwulenszene ist oberflächlich und schmutzig. Außerdem rammeln sie alle wie die Karnickel, etwas anderes wissen sie nicht mit ihrem Ding anzufangen. Nichts ist schlimmer, als mit einem Türken zu ficken.« Das widerspricht zwar der Erfahrung eines türkischen Friseurs, der mir vor Jahren, ohne dass ich ihn danach gefragt hatte, erklärte: »Die Türken werden nie Fußballweltmeister, weil sie viel zu viel wichsen.« Fest steht jedoch, dass Ali, wie wir ihn der Einfachheit halber nennen wollen, eines Tages die Nase voll hatte von der fantasielosen Stoßerei seiner schwulen Landsleute und auf den verschlungenen Pfaden des Internets an Vanessas Website geriet. Und so landete er eines Tages in meinem Bett.

Ali, der übrigens mit einer emanzipierten Türkin verheiratet war und mit ihr drei Kinder hatte, war wohl der schönste Mann, den ich je in meinen Armen gehalten habe – auch wenn mein Idealmann eigentlich über 1,80 m groß sein sollte. In dieser Hinsicht, und nicht nur dort, fehlten ihm mindestens zehn Zentimeter, doch alles andere an seinem Aussehen war ein Traum: glühende dunkle Augen, pechschwarze Haare und ein makelloser Mund, der so gut küsste wie vor ihm nur mein arabischer Vollbluthengst. Dazu seine samtene Haut und wohlgeformte Hände, die wahre Feuerstürme zwischen meinen Beinen entfachten – Ali war einfach der ideale Mann. Oder, sollte ich einschränken, bis zu dem Zeitpunkt ideal, da er seine Hose herunterzog.

Denn so, wie nichts auf Erden perfekt sein kann, hatte auch Ali einen kleinen Makel, ausgerechnet an jener Stelle, deren Größe für viele Männer – und, das würde ich vor jedem Schwurgericht beeiden, auch für die meisten Frauen – von entscheidender Bedeutung ist. Ali hatte schlicht und ergreifend den kleinsten Schwanz, den ich je gesehen habe, und ich habe weiß Gott auch viele kleine gesehen. Er war so winzig, dass er nicht einmal hängen konnte, und wenn er sich da unten nicht rasiert hätte, wäre er von seiner Schambehaarung vollständig versteckt worden. Ein Blick auf mein Lineal sagt mir, dass er vielleicht dreieinhalb, höchstens aber vier Zentimeter lang war. In meinem Beruf habe ich größere Kitzler gesehen, als es dieser Schwanz war. Zum Glück waren seine Eier ähnlich klein, was wäre das sonst für ein unfreiwillig komischer Anblick gewesen, Dick und Doof in der Unterhose sozusagen. Aber welch eine Riesenladung das war, die er daraus abfeuerte, die ganze Brust hatte ich immer voll hinterher. Ich habe viele Männer mit wahrhaft großen Schwänzen gesehen, aber die meisten hatten nicht halb so viel Erotik wie mein schöner türkischer Anwalt – und nicht halb so viel Sperma.

Dass er den meinen immer in den höchsten Tönen lobte, wenn wir in der Neunundsechziger-Stellung dalagen, schrieb ich anfangs seiner Voreingenommenheit gegenüber der eigenen Winzigkeit zu – so wie ein Mann die Schönheit der Stadt Mannheim lobt, nur weil er in dem noch hässlicheren Ludwigshafen auf der anderen Rheinseite aufgewachsen ist.

Doch jedes Mal, wenn ich in meiner Bescheidenheit zu protestieren versuchte, richtete er sich zu voller Größe auf, hob die Hand, als wolle er es auf diese Weise bekräftigen und verkündete im Brustton der Überzeugung: »Du hast den schönsten Schwanz der Welt – ohne Lüge.« Und wenn ich dann behauptete, er sage das bloß, um mir zu schmeicheln, führte er das angesichts seines ausgeprägten Ehrgefühls unwiderlegbare Argument ins Feld: »Ich sage immer die Wahrheit – ich schwöre.« Es ist zwar nicht das salonfähigste Kompliment, das er mir da machte, doch ein bisschen bin ich dennoch stolz darauf, umso mehr, als es nicht nur aus ehrlichem Herzen, sondern auch aus dem Mund eines Experten kam, der Jahre seines Lebens zu Studienzwecken in türkischen Dampfbädern verbracht hatte.

Wenn wir nun schon bei dem für beide Geschlechter zentralen Thema sind: In keinem Berufsstand habe ich eine solche Vielfalt angetroffen wie bei den Juristen. Die Skala reicht von Alis niedlichem Däumling bis zum 34er Kaliber meines unglücklichen Schwarzafrikaners, der in seiner Heimat als der führende Scheidungsanwalt gilt, und vom spitz zulaufenden Rachenputzer des psychopathischen Staranwalts über Krummsäbel und Schnabeltassen bis hin zu der Vollkommenheit Guidos, jenes Juristen, den ich von allen am meisten geliebt habe. Doch bevor ich mich Guido widme, will ich Ihnen als Kontrastprogramm den abgebrochenen Juristen Michael vorstellen, weil auch er auf seine Weise unvergleichlich ist.

»Michael sen.«, wie ihn seine Frau ruft, um ihn von dem missratenen Söhnchen »Michael jun.« zu unterscheiden, ist und besitzt das jämmerlichste Würstchen, das mir je unter die Augen gekommen ist. Äußerlich ist der ganze Kerl kompakt und verfettet, doch zwischen seinen Beinen schlackert nichts als eine ausgelutschte Wurstpelle – eine Zwitterform, die man mitunter auch bei Transsexuellen findet. Doch während die Wurstpelle bei diesen bedauernswerten She-Males gerne die Ausmaße einer Riesenbockwurst annimmt, hat der liebe Gott, als er die Schwänze verteilt hat, Michael sen. nur die Reste einer ausgezuzelten Weißwurst gegönnt. Einem solchen Nichts an Männlichkeit Leben einzuhauchen, ist ein Ding der Unmöglichkeit, ich weiß, wovon ich rede. Oder, wie es einer meiner ebenfalls gescheiterten Kollegen formulierte: »Der ist ja nicht einmal impotent.«

Der arme Kerl ist nicht nur mit seiner Weißwurstpelle und seiner Familie gestraft, sondern auch mit seinem bescheidenen IQ. Ursprünglich hatte seine Frau, eine Sandkastenliebe aus der Flensburger Kindheit, ihn Jura studieren lassen, doch schon zu Beginn des zweiten Semesters erkannte sie, dass das den Liebsten überforderte. Also verhalf sie ihm zu einem Posten bei einem Steuerberater irgendwo an der schleswig-holsteinischen Westküste, wo er immerhin lernte, die Routinefälle zu bearbeiten. Nebenher vermittelte er ausländischen Kleinunternehmern »bombensichere« Wertpapiere, was ihm ein Mehrfamilienhaus in der Hamburger Innenstadt einbrachte und die meisten der vertrauensseligen Anleger in den Ruin trieb.

Auf der Flucht vor den Opfern seiner Empfehlungen trieb es ihn und seine weißblonde Wikingerfrau bis ans entgegensetzte Ende Deutschlands. Dort am Nordufer des Bodensees leben die beiden inzwischen hinter der Fassade einer »Internationalen Finanzlogistik« von dem im Norden zusammenrafften Vermögen. Michael sen. hätte zwar seinen Lebensabend lieber auf Grenada in der Karibik genossen, weil ihm ein Freund von den strammen »Grenadieren« dort vorgeschwärmt hat, was ihn wehmütig an die nächtlichen Spiele während der Bundeswehrzeit erinnerte. Aber sein blondes Irmchen würde um nichts in der Welt ihren geliebten Flensburger Rum, den sie in jedem Aldi zwischen Überlingen und Lindau kaufen kann, gegen die »Plörre aus der Karibik« tauschen wollen.

Zur Entschädigung führt sie ihn jedes Vierteljahr einmal in einer der süddeutschen Metropolen »zum Bock« und spendiert ihm einen Callboy ihrer Wahl. Nie wieder habe ich eine Frau ihren Partner derart verunglimpfen hören wie damals, als ich das erste und einzige Mal Michael sen. »bespringen« musste. Eine halbe Stunde lang ertrug er stoisch, was da alles auf ihn herabprasselte, bis er schließlich mit verklärtem Gesichtsausdruck keuchte: »Wie recht du doch hast, meine Goldmaus.« Worauf er schon Sekunden später unter mir hervorkroch, hüftenschwenkend ins Badezimmer verschwand und die Brosamen seiner Goldmaus überließ, die sich auch sofort mit dem Mund darüber hermachte. Mehr wollte sie nicht und mehr verdiente sie auch nicht.

Welche Wohltat es doch ist, sich nach der Weißwurstpelle Michael sen. in Erinnerungen an Guido zu verlieren, den Anwalt aller Anwälte. Dieser Mann hatte einfach alles: das richtige Aussehen, die richtige Kleidung, den richtigen Geruch, die richtigen Autos, das richtige Sonnenstudio und den richtigen Schwanz. Und einen Charakter hatte er, dass ich bei jeder Gelegenheit vor ihm in die Knie ging: integer durch und durch, seinen Freunden treu und ritterlich zu seinen Gegnern. Selbst wie er die Frau behandelte, mit der er sein Leben teilte und mit der er zwei Kinder hatte, nötigte mir Bewunderung ab.

Von vornherein hat er sie nie im Zweifel darüber gelassen, dass er uns beide liebte – sie von ganzem Herzen, mich mit seinem ganzen Geschlecht. Um es auf den kleinsten Nenner zu bringen: Ihr gehörte der Urlaub mit ihm, mir unser gemeinsames Bett und jenes Teil an ihm, das meist irrtümlich als das edelste männliche bezeichnet wird, aber in seinem Fall dieses Prädikat tatsächlich verdiente. So lang und schlank, wie es seiner Körpergröße von 1,85 m angemessen war, ebenmäßig, und voller Eleganz, doch gleichzeitig auch kraftvoll und rustikal – manchmal, wenn er so vor mir stand, beschlichen mich Zweifel, ob Alis »Ohne Lüge – ich schwöre« nicht eher auf Guido als auf mich zutraf.

Und doch ist auch diese Liebe zwischen Guido und mir den Weg aller solchen Verbindungen gegangen. Ein gutgemeintes, aber gedankenloses Wort im unpassenden Moment gesagt, ein falsche Geste, eine falsche Antwort, unangemessene Empfindlichkeit auf beiden Seiten – und schon ist das Pretty-Woman-Märchen zwischen dem Anwalt und dem Callboy zu Ende. Entschuldigungen und Rechtfertigungen folgen, Annäherungsversuche, Esseneinladungen zum ungeeigneten Zeitpunkt, schon verbreitert sich der Riss und ist nicht mehr zu kitten. Und wieder einmal trennen sich die Wege, obwohl man geglaubt hatte, dass das Glück kein Ende nehmen könnte.

Ein falsches Wort zur falschen Zeit – auch das kürzeste Abenteuer, das ich je mit einem Anwalt hatte, endete auf diese Weise, allerdings zu einem Zeitpunkt, da der erotische Teil noch gar nicht hatte beginnen können. Ein gediegener Mittfünfziger mit schütterem braunen Haar, den mir Vanessa vermittelt hatte, ein solventer Kunde also, hatte mich in ein ihm angemessen gediegenes Restaurant, Typ Bürgerbräu, eingeladen. Wir aßen Schweinsbraten mit Knödeln, tranken einen rustikalen Weißwein dazu und stießen schließlich mit Champagner auf das an, was sich nun anbahnen sollte.

In der Tiefgarage zog der gediegene Herr plötzlich ein Polaroid-Foto aus dem Jackett und sagte: »Na, und wie gefällt dir der?« Alles, was ich erkennen konnte, war ein leicht verfetteter, käseweißer Altmännerkörper, an dem eine ebenso käseweiße Fettnudel hing. Die Erinnerung an Sepp, meinen ersten Kunden, schoss mir durch den Kopf, das gleiche Fett, der gleiche Körper, die gleiche Nudel, und schon war es heraus:

»Mein Gott, wie eklig.«

Worauf er ebenso spontan und ebenso knapp antwortete: »Alles klar, danke.«

Sprachs, drehte sich um und ließ mich allein mit meinem frechen Maul in einer gottverlassenen Tiefgarage stehen. Morgen würde ich einer verärgerten Vanessa erklären müssen, warum ich beim Anblick dieser Delikatesse auf dem Foto nicht in professionelle Begeisterung ausgebrochen war. Doch dafür war es jetzt unwiderruflich zu spät. Stattdessen musste ich wieder einmal Trost und Rat bei der Witwe Clicquot suchen – und fand wie immer beides bei ihr.

ELFTES KAPITEL

MEINE PROFI-FUSSBALLER: SCHÖN UND VERLOGEN

Ja, und dann wären da noch meine Freunde, die Fußballer. Wunderschöne Menschen sind das, stark, erotisch, ausdauernd und unersättlich. Ob es nun die Spieler, die Trainer oder die Schiedsrichter sind – wohin man auch bei ihnen greift, es ist ein Griff ins volle Leben. Wenn sie nur nicht so verlogen wären, sobald es um ihre wahre sexuelle Orientierung geht. Schlimmere Heuchler habe ich, was das betrifft, nur unter den Politikern getroffen.

Wobei ich allerdings nur für die männlichen Fußballer sprechen kann. Zwar stehen die Fußballerinnen ja allesamt in dem Ruf, lesbisch zu sein und viele bekennen sich auch ganz offen dazu – wie meine Kusine Sandra, die bei einem süddeutschen Provinzklub Linksaußen spielt und mit ihrer Mannschaft gerade in die Bezirksliga aufgestiegen ist. Doch solange ich nicht mit eigenen Augen gesehen habe, was mir ein schwuler Amateur-Trainer vor Jahren erzählt hat, sind und bleiben das für mich alles nur niederträchtige Gerüchte.

Sandra übrigens sieht exakt so aus, wie man sich eine sportliche Lesbe vorstellt: klein, drahtig, ganz kurze Haare auf dem Kopf und was ihr zwischen den Beinen fehlt, versucht sie durch die burschikose Art wettzumachen. Seit sie mir fast das Schlüsselbein gebrochen hat, als sie mir zur Begrüßung die flache Hand gegen die Schulter klatschte, meide ich den Umgang mit ihr.

Doch zurück zu der Geschichte des Amateur-Trainers. Alle nannten ihn nur »Currywurst«, weil er jedem Jugendspieler, dem er in die Turnhose fassen durfte, hinterher eine Runde an der Imbissbude spendierte. Bei mir allerdings musste er etwas tiefer in die Tasche greifen.

Zwar ließ ich mir mit meinen gerade mal 18 Jahren noch nicht für Geld einen blasen, doch als professioneller Turniertänzer – Formationstanz Latein: Rumba, Samba, Cha-Cha-Cha – gab ich mich längst nicht mehr mit einer Currywurst zufrieden. Unter einer raffinierten Pizza quattro stagioni kam schon damals keiner an meinen Schwanz heran. Mit so etwas Ordinärem wie einer Currywurst lässt sich höchstens ein Fußballer abspeisen.

Wir sitzen also in der teuersten Pizzeria der Stadt, da versucht Currywurst aus heiterem Himmel heraus mir den Appetit zu verderben, vielleicht war ich ihm vorher im Auto zu schnell für seinen Geschmack gewesen.

»Hast du schon einmal gesehen, wie sich zwei Frauen geleckt haben?«, fragt er mich mit einem hinterhältigen Grinsen. Und dann, mit einem noch fieseren Gesicht: »Frag mal meinen Torwart, der hat neulich einer ganzen Mannschaft dabei zugeschaut. Die hätten ihm fast die Eier abgerissen, so wütend waren die, weil er sie erwischt hat.«

Tatsächlich war es sogar bis zu uns Turniertänzern durchgedrungen, dass die Eintracht, die einzige Damenfußballmannschaft der Stadt, nicht nur eine verschworene Gemeinschaft war, sondern sogar eine Art geschlossener Gesellschaft bildete. Ihre Trainerin Alexa, die berüchtigtste Lesbe der ganzen Szene, stand in dem Ruf, nur Spielerinnen in den Kader aufzunehmen, die sie vorher einer entsprechenden Aufnahmeprüfung unterzogen hatte. Manche Klatschmäuler wollten sogar wissen, dass Alexa ihre Mädchen nach jedem Training eigenhändig rasierte, doch das halte ich für eine typische Hetero-Fantasie. Stellen Sie sich vor, dass während des Spiels die Stoppeln da unten nachzuwachsen beginnen, die Girls kämen doch vor lauter Kratzen und Reiben nicht mehr zum Fußballspielen.

»Und das kam so«, fährt Currywurst fort und weidet sich förmlich an meinem Widerwillen. »Mein Torwart Jörg hatte bei uns ein bisschen früher Feierabend gemacht, weil er seine Schwester vom Training abholen sollte. Er kommt zum Eintracht-Platz, aber weit und breit ist keine Frau mehr zu sehen. Also geht er zur Umkleidekabine, öffnet vorsichtig die Tür einen Spaltbreit und was sieht er? Auf dem Boden wälzt sich eine ganze Damenmannschaft, splitternackt, jede hat den Kopf zwischen den Beinen einer anderen, und alles, was Jörg, dem vor Schreck die Tür aus der Hand fällt, hört, ist ein einziges Keuchen, Stöhnen und Schmatzen. Bis ausgerechnet seine Schwester zwischen den Schenkeln der Trainerin hochkommt und loskreischt: ›Jörg, du alte Drecksau, verschwinde.‹«

Jörg, der in Currywursts Mannschaft als der Klugscheißer galt, wollte schon eine Debatte mit seiner Schwester anfangen, wer denn wohl die größere Drecksau in der Familie sei. Doch dann fiel sein Blick erst auf den offenen Mund und dann die offene Möse der Trainerin; oben wie unten schien sie die Zähne zu fletschen. Und als ihm dann auch noch ihre Fingernägel so lang wie im Struwwelpeter entgegenschossen, suchte er sein Heil in der Flucht. Sollten sich diese Megären doch lecken, bis sie einen Knoten in der Zunge hatten. Er jedenfalls würde sich in Zukunft nur noch der männlichen Spielart des Oralverkehrs widmen. Schließlich fühlte er sich zum Profi-Fußball berufen, wo die Welt voller Männer ist, die für Jörgs Gefälligkeiten empfänglich sein würden.

Seine Rechnung ging auf, irgendwann hatte Jörg es geschafft. Bei einem der Bundesligisten (ob Erste oder Zweite Bundesliga, verrate ich wohlweislich nicht) war er die unumstrittene Nummer drei in der Torwarthierarchie, und wenn er abends vor einem Punktspiel ganz besonders lieb zu seinem Trainer gewesen war, rückte er sogar als Nummer zwei auf die Reservebank und kassierte dadurch einen Anteil an der Siegprämie. Das passierte etwa zwei-, dreimal pro Saison und war genug für Jörg, um ihn im Geschäft zu halten.

Ansonsten zog er seine Fäden hinter den Kulissen, wobei er unterhalb der Gürtellinie klare Prioritäten setzte: Dem Trainer, dem Vereinsmanager und dem Stammtorwart gehörten sein Mund und sein Hintereingang, Subalterne wie Agenten, Schiedsrichter und Journalisten durften sich immer dann mit offenem Mund vor ihn hinknien, wenn sie ihm und seiner Karriere von Nutzen sein konnten. So herrschte – und herrscht nach wie vor – ein stetes Geben und Nehmen in dieser ehrenwerten Gesellschaft des Profi-Fußballs.

Ich will damit nicht behaupten, dass jeder Fußballspieler schwul ist, schätzungsweise ist es nur jeder zweite oder dritte, wenn meine eigenen Erfahrungen und meine Informanten mich nicht trügen. Nur: Dass es auf Gottes Erdboden nichts Heterosexuelleres an Männlichkeit gibt als den Fußball-Profi, ist lediglich ein schönes Trugbild, das von allen Mitgliedern dieser ehrenwerten Gesellschaft sorgfältig gepflegt und in den leuchtendsten Farben ausgeschmückt wird. Denn sollte irgendwann einmal die ganze Wahrheit durchsickern, wäre das das K.o. für das Milliardengeschäft Profi-Fußball.

Welcher Fernsehkanal würde noch die bisherigen Unsummen für Übertragungsrechte zahlen, wenn die Helden des Rasens und Vorbilder für die Jugend nichts als ganz alltägliche Schwule wie du und ich wären? Derselbe Journalist, der gerade noch den Schwanz eines Superstars im Mund hatte, würde nun in ein scheinheiliges Zeter und Mordio ausbrechen, weil dieser Star »die Ideale und Träume einer ganzen Fußballnation verraten« habe. Und den Hunderttausenden weiblichen Fans, die schon auf dem Weg ins Stadion feucht werden, bliebe jetzt nur noch der Trost des Alkohols und des Damenfußballs.

Doch um diese undurchdringliche Fassade an männlicher Heterosexualität aufrechtzuerhalten, bedarf es Regeln strengster Diskretion und Verlogenheit, wie sie allenfalls in der Politik und bei der Mafia befolgt und geahndet werden. Deshalb werde ich mich allein schon im Interesse meiner körperlichen Unversehrtheit hüten, wirklichkeitsgetreue Angaben über Namen, Aussehen und Charakter der hier dargestellten schwulen Fußballer zu machen. Und wenn Sie tatsächlich einen Torwart Nummer drei kennen, der seinem Trainer jeden Freitagabend einen bläst, dann, darauf können Sie sich verlassen, ist es garantiert nicht unser Jörg.

Wehe, ein Spieler, Trainer oder Sportjournalist bekennt öffentlich seine Neigung zum eigenen Geschlecht, er wäre für alle Zeiten erledigt. So wie mir ein internationaler Schiedsrichter, der immerhin so gut mit seiner Pfeife verdiente, dass er sich die regelmäßigen Dienste eines Callboys wie mir leisten konnte, gestand: »Wenn ich mich outen würde, wäre es mit mir vorbei – als Schiedsrichter, Familienvater und Medienstar. Welcher Spieler würde sich schon von einer Schwuchtel die Rote Karte zeigen lassen, ohne eine typische Handbewegung vor dem Unterleib zu machen? Das ganze Stadion würde brüllen vor Lachen, der Fernsehreporter würde mit einem dümmlichen Witz Öl ins Feuer gießen und am nächsten Tag würde mir die Boulevardpresse den Gnadenstoß geben. Da könnte ich mir besser gleich einen Strick nehmen.«

So, wie es der wohl einzige homosexuelle Profi tat, der sich je geoutet hat. Für den farbigen englischen Stürmer Justin Fashanu stand die Welt offen, als er 1981 für die Rekordsumme von einer Million Pfund von Nottingham Forest gekauft wurde. Doch als sein Manager Brian Clough, ein jähzorniger Alkoholiker, herausfand, dass sich Fashanu nachts in Schwulenbars herumtrieb, ließ er ihn unter Polizeigewalt vom Trainingsgelände entfernen. Damit begann der unaufhaltsame Abstieg des Justin Fashanu.

Er wanderte schließlich in seiner Not ausgerechnet – so naiv war er – in die USA aus. Doch nachdem er dort von einem 17-Jährigen wegen Vergewaltigung angezeigt worden war, kehrte er zurück nach England und wurde dort von der Presse derart in die Enge getrieben, dass er sich im Mai 1998 am Dachbalken einer Garage erhängte. Die Beschuldigungen des amerikanischen Jugendlichen stellten sich später zwar als Lügen heraus, doch da war Fashanu bereits tot.

Während aber den Spielern trotz ihrer penetranten Großmäuligkeit und Abkocherei mein Mitgefühl gehört, weil sie sich ohne Gefahr für Leib und Leben nicht aus dieser Hetero-Zwangsjacke befreien können, gilt meine Verachtung den ähnlich gepolten Funktionären, Journalisten und Spielervermittlern – zumindest, wenn es solche Lumpen sind wie jener »Schnickschnack«, nach dessen erstem und einzigen Besuch ich mein Appartement einen ganzen Tag lang lüften musste. Zum Glück hat Vanessa meinen flehentlichen Wunsch erfüllt und ihn mir nie wieder als Gast zugemutet.

Diese klebrige Promenadenmischung aus Sensationsjournalist, Vereinsfunktionär und Spieleragent verdankt seinen Spitznamen der Angewohnheit, grundsätzlich und ungeprüft die Meinungen, Argumente und Erfolge von Kollegen oder gegnerischen Klubs als »Schnickschnack« vom Tisch zu wischen. Dabei hätte er unser aller Mitleid verdient, denn er ist ein schwerkranker Mensch, der unter mehreren Angstpsychosen gleichzeitig leidet: der Angst, als submissiver Schwuler enttarnt zu werden, der Angst, eines Tages könnte irgendein Leser entdecken, dass er gar nicht schreiben kann, was für einen Journalisten fatal ist – und, am schlimmsten, der geradezu panischen Angst, sich waschen zu müssen.

Früher weigerten sich die Gäste am Fußballerstammtisch, sich neben Schnickschnack zu setzen, weil er Tag und Nacht stinkt wie eine leere Mülltonne. Doch inzwischen mag auch keiner mehr ihm gegenübersitzen, denn seinen weit ausgestreckten Füßen entsteigt unter dem Tischtuch hervor ein noch üblerer Schweiß- und Verdauungsgeruch als seiner Unterwäsche. Und so einem musste ich eines Tages die Tür zu meinem von dezenten Wohlgerüchen durchfluteten Appartement öffnen. Denn Schnickschnack pflegt seine Vertragsabschlüsse mit Spielern in angemessenem Rahmen zu feiern.

Dabei war das, was er mir als seinen neuen Mittelstürmer zuführte, durchaus nicht von schlechten Eltern: der Typ des klassischen englischen Sturmtanks, fast zwei Meter groß, ein Brustkorb wie ein Bierfass, Oberschenkel wie der Koloss von Rhodos und was dazwischen schon halbsteif hervorstand, war nicht Bundesliga, sondern Champions League, und zwar mindestens Viertelfinal-, wenn nicht sogar Halbfinal-Format. So einen musste der frühere Bayern-Stürmer Valencia gehabt haben, mit dem Lothar Matthäus einst gegenüber einer wildfremden jungen Frau am Flughafen renommiert hatte: »Unser Schwarzer dort, der hat soooooooo einen Langen.«

So appetitanregend war dieser Anblick, dass meiner ebenfalls wachsenden Schwellung weder Schnickschnacks Ausdünstung noch seine Fäkalsprache etwas anhaben konnten: »Los, Nico-Junge, fick ihn kräftig durch, der Verein bezahlt alles, heute ist alles frei für dich: sein Schwanz, seine Mundfotze, sein Arsch.« Er sprach, wie er roch.

Ich wollte noch richtigstellen, dass beim Analverkehr ich hier der Einzige sei, der aktiv wurde, meine Kehrseite sei selbst für Fußballer tabu, doch da hatte Schnickschnack längst die Welt um sich herum vergessen. Tief in den Anblick seines vor mir knienden nackten Stars versunken, arbeitete er wie ein Besessener mit der Rechten in seiner Hosentasche; er hatte wohl für alle Fälle ein Loch zum Durchgreifen darin.

Den Mut, ihn herauszuholen und sich offen und ehrlich sein armseliges Vergnügen zu gönnen, hatte er zum Glück nicht. Ein Schnickschnack mit offenem Hosenladen, das wäre endgültig über die Kräfte meiner Geruchsnerven gegangen.

Nachdem er grunzend wie ein Schwein seine Ladung in der Unterhose losgeworden war (für eine zweite reichte die Munition bei ihm nie, erfuhr ich später von einem Schiedsrichter), drückte ich dem Stinker einen Fünfziger in die Hand, damit er sich in der Eckkneipe gegenüber mit Bier und Korn volllaufen lassen konnte. Selbst wenn ich das Geld später nicht über Vanessas Nebenkostenabrechnung zurückbekommen würde, hätte ich notfalls auch das Doppelte gezahlt, um endlich wieder frei durchatmen zu können.

Dann machten sich Nico-Junge und ich an die zweite Runde, ich oben, er unten, alles wie vorher. Wieder bewahrheitete sich, was mir die Frau eines Hamburger Trainers vor Jahren anvertraut hatte: »Ich liebe die Fußballer, weil sie so schön normal sind.« Ganz schön normal, wahrhaftig. Immer nur oral, anal, manuell – Schweinkram oder Abartigkeiten waren etwas für die Perversen, so etwas gab es nicht in unserer guten anständigen Bundesliga.

Mit einer Ausnahme, und bei dieser Ausnahme soll es für mich auf alle Zeiten bleiben. Denn nie habe ich als Callboy etwas Schlimmeres und Furchterregenderes erlebt als die Atemkontrollen-Nummer mit Hannes. Sein Schlachtruf im Stadion war »Hannes, der kann es«, weil er auf allen Positionen spielen konnte, vom Torwart bis zum Linksaußen, sogar als Schiedsrichter ist er einmal eingesprungen. Wo er auch war, ob auf dem Platz oder auf der Matte, er tat, was man von ihm verlangte, immer zuverlässig und unauffällig, aber wirkungsvoll: ficken, lecken, blasen, sonst nichts, alles »ganz normal«. Bis er mich eines Tages, nachdem wir das übliche Programm abgespult hatten, sichtlich verlegen fragte: »Machst du Fisting? Und Atemkontrolle auch?«

Für alle Leser, die mit Sado-Maso-Praktiken ebenso wenig vertraut sind wie ich, will ich hier eine Insider-Quelle sinngemäß zitieren: »Atemkontrolle ist eine sadomasochistische Sexualpraktik, bei der die Atmung des passiven Partners durch Würgen, Knebeln etc. entweder erschwert oder kurzzeitig sogar unterbunden wird. Sie zählt zum Gefährlichsten und Extremsten im SM-Bereich.... Eingeschränkte Atmung und dadurch eine Unterversorgung mit Sauerstoff erhöht den Kohlendioxidgehalt des Bluts, gleichzeitig wird die Adrenalin-Ausschüttung angeregt.« Puh, das hätten wir.

Ich will Ihnen die Details ersparen, damit Sie und ich heute Nacht gut schlafen können. So kurz wie möglich: Ich lieh mir von einem befreundeten Tierarzt Gummihandschuhe, wie er sie bei der künstlichen Besamung von Kühen überzieht, damit er tief in das Vieh hineingreifen kann. Einer meiner Kollegen, der sich auf Fisting spezialisiert hat, besorgte mir eine große Dose des amerikanischen Bratenfetts Crisco, das noch wirkungsvoller als Vaseline die angepeilte Öffnung zugänglich macht. Dann trank ich mir mit einer ganzen Flasche Veuve Clicquot Mut an, weil ich vor dem Match mit Hannes eine solche Angst hatte, als ob mein eigener Arsch gefistet werden sollte.

Kaum angekommen, legte sich Hannes ohne Vorspiel nackt auf den Rücken, zog die Knie bis zum Kinn an und forderte mich zur ersten Runde auf. Das größte Problem war, den Daumen mit hineinzubekommen, aber dank Crisco steckte schließlich mein Unterarm bis zur Hälfte in ihm. Doch statt vor Schmerzen zu schreien, verzerrte er sein Gesicht vor Glück zu einer geradezu irren Fratze; er war mental derart weggebeamt, dass er nicht einmal einen Ständer hatte. Doch diese Scheußlichkeit war erst der Anfang.

Weil Hannes nun einmal ein Fußballer war, wollte er es in der zweiten Fisting-Halbzeit mit dem Fuß besorgt bekommen. Damit stieß er zwar an meine psychologische Tabu-Schwelle, doch weil der Kunde König ist und ein Profi-Fußballer mit seinen Millionen erst recht, schob ich eine Plastiktüte über meinen rechten Fuß und dann hinein ins Bratenfett. Bis zur Ferse, wie er es schreiend forderte, schaffte ich es nicht, aber immerhin bis zum Spann und der ist bei mir ungewöhnlich hoch angesetzt.

Derweil griff sich Hannes eine zweite Plastiktüte und zog sie sich über das Gesicht, der ganze Kopf verschwand darunter. Während ich innerlich unter diesem Anblick versteinerte, begann er so tief ein- und auszuatmen, dass sich die Tüte an seinem Mund festsaugte und sie von innen anlief wie eine beschlagene Fensterscheibe. Panik ergriff mich, es würgte mir im Hals, nie zuvor in meinem Leben hatte ich solche Angst verspürt; ich, der ich längst keine Kirchensteuer mehr zahlte, begann plötzlich lautlos zu beten: »Lieber Gott, was mache ich da bloß, bitte, lieber Gott, lass mich heil aus dieser Chose herauskommen.« Wer immer es war, er hat mein Gebet erhört, und seitdem habe ich mir nie wieder von Vanessa einen Fisting- oder gar Atemkontrollen-Kunden vermitteln lassen.

Einen anderen hat sie mir, obwohl er sich von allen anderen Callboys der Umgebung schon hat durchziehen lassen, zum

Glück nicht ein einziges Mal vermittelt: die Graue Eminenz des uns geografisch am nächsten liegenden Bundesligaklubs. Während Hannes einfach ein lieber Kerl war, der lediglich eine schweinische Macke hatte, ist dieser Egbert oder Sigismund oder Waldemar (suchen Sie sich den hässlichsten Namen aus) ein Charakterschwein durch und durch. Er muss eine Seelenverwandtschaft mit jenem schwulenfressenden US-Senator haben, der auf der Flughafentoilette von Minneapolis unter der Trennwand hindurch jungen Männern unzüchtige Angebote gemacht haben soll und daher trotz allem selbstgerechten Leugnen von seinem Amt zurücktreten musste.

Waldemar oder so, der sich in seinem Verein vom Wasserträger der Stars zum Ehrenpräsidenten hochgedient hat, gilt als der Vorzeigebürger seiner Heimatstadt und seiner konservativen Partei: hochmoralisch, prinzipientreu, Hobby-Alpinist, den schönen Künsten wie kein Zweiter zugetan, Mitglied des Stadtrats, doppelter Dr. h. c., Mustergatte und stolzer Vater von vier Musterknaben, die zu den schönsten Hoffnungen berechtigen (die Töchter pflegt er nicht mitzuzählen). Vanessa kennt eine andere Version.

Tatsächlich sei die einzige Kunst, die Waldemar beherrsche, die Kunst der Intrige, mit der er sich in Stadt, Verein und Fußballverband so unterwürfig an die Spitze geschleimt hat, dass er über kurz oder lang bei der UEFA oder der FIFA im Vorstand landen wird; so etwas kann nicht ausbleiben, wenn Sie sich die Funktionäre dort anschauen. Um das zu erreichen, spielt er ein ähnlich doppeltes Spiel wie jener US-Senator auf der Herrentoilette.

In der Fußballer- und Schwulenszene ist es ein offenes Geheimnis, dass Waldemar die Einliegerwohnung seiner Fünfzigerjahre-Villa an einen kräftigen Hausmeister vermietet hat, der der leibliche Vater seiner Musterknaben und Töchter sein soll. Ein Augenzeuge hat Vanessa ausgeplaudert, wie der Hausmeister von Waldemar immer erst eigenhändig in die Gattin eingeführt wird und danach als Sandwich von dem Ehrenpräsidenten von hinten gestoßen wird. Das ist insofern ungewöhnlich, als der Gatte in vergleichbaren Situationen sonst immer nur der nehmende und nie der gebende Teil ist. Doch in diesem Fall hält er es für seine moralische Pflicht, dem Domestiken zu zeigen, wer der Herr im Hause ist.

Und ein Spieler wusste zu berichten, dass es sich Waldemar auf Auslandsreisen nach Rio de Janeiro, Kapstadt und Hongkong nicht nehmen lässt, die Mannschaft bei ihrem Macho-Pflichtbesuch in den Puff zu begleiten. Doch dort ist er der Einzige, der sich nicht an dem allgemeinen Ringelspiel beteiligt, weil er sich ja damit unter Zeugen gegen das Sakrament der Ehe versündigen würde. Während die Spieler das tun, was die mitgereisten Journalisten von ihnen erwarten, damit sie zu Hause deren heterosexuelle Heldentaten mit Schlagzeilen wie »Hubers Hattrick an der Copacabana« kolportieren können, ist es Waldemars einziges Vergnügen, die Damen hinterher derart gewalttätig in die Schamlippen zu kneifen, dass die Opfer noch tagelang unter Blutergüssen leiden und sich bei der Bordelldirektion krankmelden müssen.

Waldemar aber genießt mindestens eine Woche lang das Hochgefühl, die Unmoral in der Welt erfolgreich bekämpft zu haben. Zu Hause angekommen, rennt er als Erstes zur Ohrenbeichte in die Kathedrale. Weil er sich dort unter Gleichgesinnten bewegt, ist ihm der Segen der Kirche von vornherein gewiss – ebenso gewiss wie die höchstpriesterliche Aufforderung, unbeirrt seinen Kreuzzug gegen die Unkeuschheit in aller Welt mit Feuer und Schwert fortzusetzen. Aber erst, nachdem er mit drei Vaterunser und drei Ave Marias für den Griff an fremde Schamlippen Buße getan hat. Denn beim Klerus herrschen ebenso strenge Regeln wie beim Profi-Fußball und bei der Mafia.

Doch das Thema Fußballer ist viel zu schön und zu verführerisch, als dass ich es mit einem Erzheuchler wie Waldemar beenden wollte. Stattdessen gebührt das letzte Wort meinem geliebten Sebastian, mit dem ich viele Monate ein neunundneunzigprozentiges Glück genoss, ehe uns das fehlende Prozent, die Unvereinbarkeit unserer Welten, auseinanderriss. Nie habe ich einen Mann gehabt, der so gut küsste wie er, nicht einmal mein türkischer Anwalt oder der arabische Vollbluthengst – und nie einen mit einem so dicken Schwanz.

Dieses Mega-Monster, dessen Dicke umso mehr beeindruckte, als das Ding nur eine ganz durchschnittliche Länge hatte, war es sicher nicht alleine, das ihn zum Stammspieler in der Bundesliga machte. Es hat ihm aber zumindest nicht geschadet und ihm auch so manchen Dienst erwiesen. Schon in der B-Jugend war es weniger seine elegante beidfüßige Technik gewesen, die dem Trainer ins Auge stach, sondern vor allem das, was er unter der Dusche darstellte. Ein Blick und der Trainer hatte erkannt, dass Sebastian »das größte Talent in der Geschichte unseres Vereins« war, wobei er augenzwinkernd die Betonung nicht auf »Talent«, sondern auf »das größte« legte. Doch um das zu erkennen, brauchte man kein Diplom von der Sporthochschule Köln, das hätte auch ich ihm sagen können, ohne die Geschichte seines Vereins zu kennen.

An dieser Stelle muss ich, so leid es mir tut, noch einmal auf Schnickschnack zu sprechen kommen. Der Kerl kann zwar keinen Satz geradeaus schreiben und stinkt wie eine mexikanische Müllhalde, aber von einem – das muss ihm der Neid lassen – versteht er etwas: von männlicher Anatomie. Spätestens nach dem fünften Bier mit Korn beginnt er sich damit zu brüsten, dass er »sämtliche Schwänze der 1. und 2. Bundesliga kennt – und die der höchsten Amateurklassen dazu«.

Keiner würde ihm da zu widersprechen wagen, denn die ganze Branche weiß, dass er die Duschräume des bezahlten deutschen Fußballs so gut kennt wie seine durchlöcherte Hosentasche. Mindestens vier Vereine haben ihm inzwischen sogar Hausverbot erteilt, weil sich ihre Spieler beklagt hatten, dass sie unter Schnickschnacks lüsternem Blick unfreiwillig steif geworden seien und das verträgt sich schließlich nicht mit dem heterosexuellen Ehrenkodex der Bundesliga. Vor allem wenn man weiß, wie leicht so ein aufrecht stehendes Zündholz – bitte entschuldigen Sie den dünnen Vergleich – einen ganzen Flächenbrand verursachen kann.

Zum Glück für Sebastian hat ihm sein schon fast unheimlicher Durchmesser ganz nebenher und eher unbeabsichtigt zu einer soliden Hetero-Ausbildung verholfen, was seiner Bundesliga-Karriere nur förderlich sein konnte. Viele seiner Kollegen versuchen ihre Neigung zu verschleiern, indem sie John Waynes betont männlichen Gang nachahmen und damit in die eigene Falle tappen. Denn über dem ganzen Männlichkeitsgetue des Hollywood-Stars erkennen sie nicht, woran zumindest ich immer angesichts seiner ausgeprägten Achterlastigkeit denke: dass er gerade auf dem direktem Weg ist zur nächsten Herrentoilette, um vor einem staunenden Publikum seine Spielsachen auszupacken. Sebastian dagegen ist keine Tunte, Sebastian ist ein Mann.

Was die Hetero-Ausbildung betrifft, so hat es damit folgende Bewandtnis. Sein Heimatverein hatte eine Klubwirtin, die aus naheliegenden Gründen von allen Spielern nur Titti gerufen wurde. Jeden Dienstag und jeden Donnerstag, immer nach dem gemeinsamen Training von Ligamannschaft und A-Jugend, ging sie zur ans Vereinslokal grenzenden Dusche und pickte sich dort drei Spieler ihrer Wahl für den weiteren Verlauf des Abends aus. Es störte sie dabei keineswegs, dass die anderen nackt danebenstanden, wenn sie die drei Auserwählten an Ort und Stelle vereinnahmte. Da sie aber nur drei Öffnungen hatte, wie sie stets betonte und das auch bereitwillig demonstrierte, kamen ihr nie mehr als drei Spieler pro Abend unter, das war ihr Prinzip – bis ihr Blick zwischen die Beine von Sebastian fiel.

Ab jenem Abend war er bei Titti Stammspieler. Egal, welche drei sie eigenhändig unter der Dusche hervorzog – Sebastian war immer dabei. Seinetwegen wich sie auch von ihrem Prinzip ab, wenn sie sich aus Versehen schon für drei andere entschieden hatte; für ein solches »Weltwunder«, wie sie ihn nannte, hatte sie immer Verwendung. Und weil Titti ihre Opfer nicht nur mit den drei Öffnungen, sondern mit Haut und Haaren vernaschte und weil Sebastian ihr gelehrigster Schüler war, ist er heute unter den Groupies seines Bundesligaklubs der begehrteste Liebhaber. Während unserer gemeinsamen Zeit waren es mindestens acht, die er mit seinem Monster verschlissen hat.

Ich dagegen hätte ihn endlos, ganz ohne Verschleißerscheinungen, lieben können, weil er nicht nur Schwanz, sondern auch Herz und Gefühl war. Immer brachte er ein Geschenk mit, mal waren es Blumen, mal ein paar Flaschen meines Lieblings-Champagners, nie waren es weniger als vier Stunden, die wir gemeinsam im Bett verbrachten, und er küsste nicht nur wie ein Gott, sondern er massierte auch wie einer. Er war das, was man in deutschen Schlagern als »mein Ich und Alles« besingt, mein Mister 99 Prozent – wenn nur nicht dieses eine Prozent der Profifußballer-Konventionen nicht gewesen wäre. Solange wir uns hinter meiner Tür in den Armen hielten, stimmte alles mit uns beiden, doch sobald er diese Tür öffnete und er nach draußen trat, lagen nicht nur Schritte, sondern Lichtjahre zwischen uns. Dieses elende eine Prozent …

Vielleicht wären wir noch heute zusammen, wenn man hierzulande so locker mit der Homosexualität im Fußball umgehen würde, wie es anscheinend die Holländer tun. Zum Beweis erzählte mir Sebastian die Geschichte von dem heterosexuellen Ajax-Stürmer Johnny Rep und Hollands erstem bekennenden schwulen Schiedsrichter Frans Derks. Als sich Rep wieder einmal über eine falsche Abseitsentscheidung geärgert hatte, baute er sich vor Derks auf und drohte ihm: »Frans, noch einmal so ein Ding und du bekommst heute Abend keinen Blowjob von mir.«

Derks starrte ihn an, dann erkannte er, dass diese Drohung aus dem Mund des als Frauenhelden bekannten Rep so ernst nicht gemeint sein konnte – und brach in schallendes Gelächter aus. Wie schön, leicht und locker könnte das Leben in der Bundesliga doch sein, wenn unsere Spieler, Schiedsrichter, Trainer und Journalisten mehr Mut hätten, sich offen zu ihrer wahren Neigung zu bekennen.

ZWÖLFTES KAPITEL

DEM HIMMEL SO NAH: MEINE PILOTEN

Auch wenn ich, und selbst das nur dank meinem väterlichen Freund Herbert, die Welt der Bücher erst spät entdeckt habe – eines habe ich begriffen: Bücher sind immer dann am besten, wenn sie mich wie ein leidenschaftlicher Geschlechtsakt durch alle Höhen und Tiefen jagen. Sie können so grauenhaft wie in meinem Fall anfangen, mit dem Stinkefinger hinten drin in einem Dreijährigen, steigen steil auf bis zu Lichtgestalten wie dem Polizisten in der Tiefgarage, um jäh wieder hinabzustürzen zu den Medizinern beiderlei Geschlechts. Ein ständiges Auf und Ab ist das, ein Rein und Raus, alles wie bei einer guten, kräftigen Nummer. Und ganz zum Schluss, wenn nicht einmal der eigene Schwanz mehr daran glaubt, dass es noch besser werden könnte, folgt als Happy End und Feuerwerk der wahre Höhepunkt, der Traummann aller Traummänner: der Pilot.

Die Profifußballer mögen die Schönsten sein und den Größten haben, die Juristen die Bewundernswertesten, die Verleger die Kreativsten und die Polizisten die Maskulinsten. Doch keiner von ihnen kann sich mit den Männern in den eleganten dunkelblauen Uniformen und den Pilotenkoffern messen, selbst wenn sie so impotent sind wie mein geliebter Thomas, der immer dann am glücklichsten war, wenn er mir eine Stunde lang den Arsch streicheln konnte. Wenn es stimmt, wie die Franzosen sagen, dass wir das Spielzeug der Winde sind, dann sind die Piloten die Herren der Lüfte. Mit einem Wort: Sie haben etwas Göttliches.

Ich habe mich oft gefragt (und noch immer keine befriedigende Antwort gefunden), wie stark der Charakter eines Menschen von seinem Beruf geprägt wird: der Arzt von dem blutigen Schmutz, in dem er täglich watet, der Journalist von all den Lügen, die er verbreiten muss, und der Politiker von den

Phrasen und leeren Versprechungen, mit denen er die Wähler zu blenden versucht, um wiedergewählt zu werden.

Nur in zwei Berufen stimmt der Mensch nach meiner Erfahrung mit allem, was er tut, überein: bei den Krankenschwestern und bei den Piloten. So wie die Krankenschwester ständig unter sexuellem Strom steht, weil sie, wo immer sie geht und liegt, dem Menschen in seiner nacktesten Nacktheit begegnet, so ist der Pilot wortwörtlich dem Himmel nah. Er lebt nicht nur über den Wolken, er hat dort oben auch täglich das Schicksal Hunderter von Menschen in seiner Hand. Und das macht die Flugkapitäne zu den außergewöhnlichsten Menschen, denen ich je begegnet bin – im Cockpit und im Bett.

Damit Sie mich nicht missverstehen: Das krasse Gegenteil zu diesen Halbgöttern der Lüfte sind die männlichen Stewardessen, jene tuntigen Saftschubsen für Arme, die genauso lauwarm sind wie der Kaffee, den sie uns in zehntausend Metern Höhe servieren. Jeder Pilot der Welt würde sich eher seinen eigenen Schwanz abhacken, als dass er mit einer dieser affektierten Prada-Gucci-Schwestern ins Bett gehen würde. Außer jung und geil sind sie nichts und das Einzige, worum es ihnen geht mit ihrem Dauerrohr, sind zwei oder drei neue Schwänze pro Nacht, egal wo und egal wohin. Jedes Mal, wenn ich beim Einsteigen statt dieser Schwuchteln weibliches Flugpersonal sehe, bin ich erleichtert, weil ich dann weiß, dass ich professionell bedient werde und keine klebrigen Angebote à la »Ich komme so oft, wie Sie es wünschen« zu befürchten habe.

Zugegeben, für manche von ihnen ist der Job insofern ein Glücksfall, als er die einzige Chance für sie ist, einer trostlosen Kindheit und einer noch trostloseren Jugend auf platter Erde zu entfliehen. So, wie es bei jenem Steward war, der mich vor Jahren in einer Frankfurter Innenstadtkneipe anzubaggern versuchte und, nachdem ich seine Hand von meinem Oberschenkel geschoben hatte, den Moralischen bekam. Mir braucht niemand etwas von einer schweren Kindheit zu erzählen, die hatten wir schließlich alle. Aber im Fall von Philipp, wie der zappelige Jüngling hieß, verspürte sogar ich Mitgefühl und hörte mir deshalb seine Geschichte bis zu Ende an – umso mehr, als seine Mutter eine ebenso starke Alkoholikerin wie die meine gewesen zu sein scheint.

Nur dass in Philipps Fall die perversen Neigungen des Lebensgefährten von der Mutter nicht einfach verdrängt, sondern im Gegenteil sogar gefördert wurden. Um diesen Kalli, der immerhin jahrelang die Familie ernährte, an sich zu binden, setzte sie ihren Sohn als Faustpfand ein. Und weil sie Kallis sexuelles Vorstrafenregister kannte, kamen ihr die ersten Flecken, die sie in Philipps Schlafanzughose entdeckte, wie gerufen.

Noch am gleichen Tag musste der kaum Dreizehnjährige den beiden Erwachsenen vorführen, wie die Flecken in die Hose gekommen waren. Danach verging keine Nacht, in der sie den Jungen nicht zwangen, seine Technik an Kallis Körper und vor den Augen der Mutter zu verfeinern. Was wiederum dazu führte, dass es Philipp noch heute beim Anblick einer onanierenden Frau schlimmer im Hals würgt als mich bei einem Teller voll Geflügelsülze.

Das wurde auch nicht besser, als sie ihn zwei Jahre später bei einer Schneiderin in die Lehre gaben. Das nächtliche Training im Ehebett hatte bei Philipp einen solchen Wachstumsschub ausgelöst, dass der Lehrherrin das Maßband vor Verblüffung aus der Hand fiel, als sie seine Konfektionsgröße im Schritt der Hose ermitteln wollte. Noch am gleichen Abend bewies sie ihren beiden besten Freundinnen so stolz, als ob es ihr eigener Schwanz wäre, dass der neue Lehrling tatsächlich »Der Größte« war. Woraufhin alle drei Damen ungehemmten Gebrauch von dieser Größe machten. Selbst ich als Profi musste ihm meine Anerkennung für dieses Format aussprechen, als wir gemeinsam unseren Bierkonsum auf der Toilette abschütteten.

Die Rettung kam in Gestalt eines Mitarbeiters gehobener Position einer Billigfluglinie, der sich regelmäßig von Philipps Chefin einkleiden ließ. Warum sich schon bei der ersten Anprobe nicht nur der Airline-Fuzzi, sondern auch er selbst bis auf die Haut ausziehen musste, hat der naive Philipp bis heute nicht begriffen, doch brachte ihm dieser Akt immerhin zwei Blowjobs und ein Engagement als Flugbegleiter nach Fernost ein. Seither hat keine Frau jemals wieder Philipps Schwanz zu Gesicht bekommen.

Umso mehr hat die japanische und chinesische Schwulenszene von diesem Strip im Hinterzimmer der Schneiderin profitiert. Man kann den Herren dort am anderen Ende der Welt manches vorwerfen, wie Sie gleich lesen werden, doch die Fähigkeit, wahre männliche Größe zu würdigen, ist jedem von ihnen in die Wiege gelegt, sie brauchen ja nur zum Vergleich am eigenen Leib herabzuschauen, sofern ihnen nicht ein leichter Bauchansatz den Blick verstellt, so kurz geraten sind sie dort. Ich jedenfalls habe nie einen Ostasiaten gesehen, der länger als zehn Zentimeter war. Kein Wunder, dass sich Philipp vor neuen Freunden nicht mehr retten konnte, sobald er in den Schwulensaunen von Hongkong, Bangkok und Singapur das Handtuch fallen ließ.

Als regelmäßiger Gast von Fluggesellschaften habe ich fast die ganze Welt kennengelernt, jedenfalls die wärmeren Breiten, sei es nun Ägypten, Arabien, die Malediven, Madagaskar, die Karibik oder die Kanaren. Ich liebe die Welt in allen Erscheinungsformen, solange es nicht regnet; mein Lebenstraum ist es, auf Palma de Mallorca eine Frittenbude zu besitzen und dort den ganzen Tag nur in Boxershorts herumzulaufen. Und ich träume davon, eines Tages in die USA zu reisen, vielleicht schon im nächsten Jahr, und dort meinen Horizont zu erweitern, sei es nun am Strand von Miami Beach oder in Kalifornien, in Las Vegas oder beim Christmas Shopping in New York. Nur nach Ostasien zieht mich nichts.

Das mag mit der Mentalität der Menschen dort zusammenhängen. Alles, was ich von dieser Mentalität in meinem früheren Beruf als Callboy kennengelernt habe, war abstoßend, pervers, hochgradig krank. Was soll man zum Beispiel von einer Gesellschaft wie der japanischen halten, wo in den Männermagazinen die weiblichen Schamhaare retuschiert werden müssen, damit die Damen wie geschlechtslose Barbiepuppen aussehen? Und wo es Automaten gibt, aus denen sich Männer für gutes Geld die fünf Tage lang getragenen Höschen von Schülerinnen ziehen? Nach außen mimen sie den erfolgreichen, strebsamen Geschäftsmann und dann geilen sie sich auf dem Firmenklo auf, indem sie heimlich an Mädchenunterhosen herumschnüffeln. Und wehe, die unretuschierte Ehefrau erwischt sie dabei. Dann gute Nacht, Suzie Wong.

Oder jener chinesische Stammgast, den mir Vanessa vermittelt hatte. Natürlich wollte der auch, was sie alle wollen, aber der raffinierteste Kitzel waren für ihn meine Zehennägel, die ich wochenlang in einem kleinen Filmdöschen sammeln musste und für die er stolze 250 Mark pro Dose zahlte; leichter habe ich mein Geld nie verdient – im Schlaf sozusagen, denn nachts wachsen die Nägel auch. Erst als es ihn nach meinem Naseninhalt statt nach den Zehennägeln zu gelüsten begann, brach ich diese lukrative geschäftliche Verbindung ab, das war mir auf Dauer denn doch zu exotisch.

Doch während die kleinwüchsige asiatische Kundschaft einem Callboy meiner Größenordnung die Tür einrennen würde, wenn wir es nur wollten, widerfährt uns nur selten das Glück, mit einem leibhaftigen Piloten über Jahre liiert zu sein. Das liegt vor allem daran, dass es unter ihnen so wenige – viel zu wenige – bi- oder gar homosexuelle Singles gibt. Fast alle dieser Halbgötter sind verheiratet und kehren, wenn sie auf Heimaturlaub sind, in den Schoß der Familie zurück.

Zwar haben sie wie die Seeleute oder die gehobenen Brummifahrer in jedem Hafen und an jedem Truckstop der Welt eine Geliebte, aber das sind dann in aller Regel eben Frauen. Und selbst der Bi-Single neigt im Zweifelsfall eher zum anderen als zum eigenen Geschlecht und gönnt sich höchstens der Abwechslung zuliebe zwischendurch einen Abstecher an mein Ufer. Oder aber er benötigt unsere Dienste, weil er seiner Lieblingsstewardess zum 30. Geburtstag drei Callboys schenken will – für jede Öffnung einen, also für mindest eine mehr, als mir lieb ist. Zum Glück blieb mir das Los erspart, einer der drei zu sein; womöglich wäre mir jener Eingang zugeteilt worden, auf den ich am wenigsten Wert gelegt hätte. Mit zunehmendem Alter werde ich immer wählerischer.

Dass ich es trotzdem geschafft habe, einen dieser Traummänner – einen Traum namens Claus – an Land zu ziehen, war ein Glücksfall wie sechs Richtige im Lotto. Und die Glücksfee war ausgerechnet meine alte Freundin Miriam, auf deren Wunschzettel besagter Claus bereits ganz oben stand. Sie hatte ihn bei seinem letzten Zwischenstopp in unserer Stadt in einer Disco aufgerissen und mit ihm dann eine so heiße und erfüllte Nacht verbracht, dass sie nun wild entschlossen war, ihn zu heiraten, koste es, was es wolle. Und weil sie gerade mal wieder kein Auto hatte, bat sie mich, sie zum Flugplatz zu bringen, um Claus abzuholen. So unruhig saß sie auf dem Beifahrersitz, dass ich ihr am liebsten meinen Vibrator gereicht hätte. Denn Unterwäsche, das konnte ich sogar vom Fahrersitz aus sehen, trug sie keine.

Wir kommen also zum Flughafen, warten vor der Arrivals Hall und heraus tritt ein Mann wie ein massives Brett, eine Spur zu schlank vielleicht, aber ansonsten eine perfekte Schönheit, obwohl er in Zivil war, groß und schwarzhaarig, 43 Jahre jung, nicht 43 Jahre alt, ich dachte, mich tritt ein Pferd. Miriam hätte gar nicht zu sagen brauchen, wer da auf uns zukommt. Er sah mich mit einem Blick an, der mir die Eier in die Stirnhöhle jagte, und sagte: »Wollen wir erst mal essen gehen?« Wobei er Miriam erst den zweiten Blick gönnte – so, als ob ich und nicht sie es wäre, den er als Ersten zum Dinner vernaschen wollte.

Wir gingen also zu dritt in ein rustikales deutsches Restaurant und Miriam tat das, was sie immer tut, wenn sie merkt, dass ihr die Felle davonschwimmen: Sie schüttete den edlen Riesling wie Wasser in sich hinein, bis sie nur noch ein kaum verständliches »Ich geh jetzt heim« nuscheln konnte und davonschwankte, fast wäre sie gegen die Eichentür nach draußen geknallt. Claus sah ihr nach, blickte mir dann noch tiefer als vorher in die Augen und murmelte:

»Was machen wir beiden jetzt miteinander? Mit ihr ist wohl nichts mehr anzufangen. Fahren wir zu dir?« Ich bekam Gänsehaut am ganzen Körper.

Was er dann in meiner Wohnung mit diesem Körper anfing, wäre allein schon bemerkenswert genug gewesen, weil er sich meinem Schwanz und meinen Eiern so butterweich widmete, dass mir das Blut lichterloh brannte. Doch erst recht unvergesslich sind die Pausen dazwischen und das, was er in diesen Pausen mit meinem Kopf anstellte. Denn wenn mein alter Rechtsanwalt Herbert mir die Tür zu den Büchern geöffnet hatte, so öffnete Claus mir nun die Tür zu einer ganzen Welt.

In eher beiläufigem Ton erzählte er mir von Spitzenpolitikern, Wirtschaftsbossen und Hollywoodstars, denen er auf seinen Reisen rund um die Welt begegnet war. Er zog sie ironisch und doch respektvoll von ihrem Podest herunter, so dass ich mich als Gleicher unter Gleichen mit ihnen fühlen konnte, und blieb doch mit jedem Satz der vollendete Gentleman, wie es nur ein Pilot sein kann. Drei Monate lang hätte ich ihm zuhören können – ich schwamm, ich flog, ich schwebte.

Irgendwann in dieser Nacht musste Claus ins Bad und entdeckte dort mein Handwerkszeug, das ganz offen und für jeden sichtbar unter dem Waschbecken lagert: Kondome, Gleitgel, Dildos und anderes Spielzeug, wie es ein gewissenhafter Callboy nun einmal braucht. Mit einem halb skeptischen, halb spöttischen Gesichtsausdruck kehrte er zurück ins Bett: »Bist du nur nymphomanisch oder machst du das beruflich?«

»Zweiteres«, antwortete ich schlagfertig. Damit war auch das geklärt. Und weil ich ein freches Maul habe, setzte ich noch einen drauf: »Heute bist du bei mir First Class geflogen. Beim nächsten Mal zahlst du First Class.«

Er hätte es sich schon beim ersten Mal leisten können und er leistete sich in der Folge etwa drei Jahre lang das Vergnügen, je nachdem, wie es ihm seine Termine erlaubten: manchmal drei Mal im Monat, dann wieder sahen wir uns drei Wochen lang nicht; ich habe es nicht gezählt, wie oft er in meinem Bett zu Gast war. Als wir uns schließlich trennen mussten, weil ich mich aus dem Gewerbe zurückzog, machte er mir das schönste Kompliment, das ich je als Callboy bekommen habe: »Ich habe viele Nutten in meinem Leben gekannt, aber du warst die klügste von allen.«

Claus war in jeder Hinsicht ein Glücksfall für mich, weil er nicht nur klug, schön und kultiviert war, sondern weil er mich auch finanziell verwöhnen konnte. Als Privatpilot eines europäischen Großindustriellen verdiente er eine mittlere fünfstellige Euro-Summe pro Monat. Wann immer sich ihm die Gelegenheit bot, mich auf einem »Leerflug« in dem sechssitzigen Learjet seines Arbeitgebers mit den schweren Ledersesseln mitzunehmen, tat er es. Auf gut drei Dutzend Flügen mit ihm habe ich ganz Europa kennengelernt, vor allem Spanien und Frankreich, und nie bin ich ohne ein Geschenk von ihm aus Barcelona, Madrid oder Bordeaux zurückgekehrt; mal war es eine Rolex, mal ein Ring von Cartier, immer aber etwas in dieser Preislage.

Und immer schenkte er mit Stil – niemals protzig, sondern unaufdringlich, geschmackvoll und einfühlsam. Eine Grenze nach oben gab es für ihn nie und deshalb verspürte ich zum einzigen Mal in meiner Laufbahn als Callboy nicht das heimliche Bedürfnis, einen schwerreichen Kunden abzuzocken. Er war fair und großzügig zu mir und ich dankte es ihm, indem ich mich an die Spielregeln hielt. Es war ein Verhältnis unter Gentlemen, ohne dass einer von beiden den anderen über Gebühr zur Kasse bat.

Der zweite Pilot, mit dem ich das Vergnügen hatte, war drei Jahre jünger als Claus und wirkte dennoch älter als er dank seiner graumelierten Haare. Thomas war in allem noch einen Tick mehr Pilot als Claus: eleganter, rücksichtsvoller, ritterlicher. Wenn es eine Steigerungsform des Begriffs »Gentleman«

geben würde, hätte er dieses Prädikat verdient gehabt. Er war ganz einfach der Gentleman im Quadrat.

Vor allem um eines habe ich Thomas immer beneidet: um seine Hände. Als eher zierlicher Typ weiß ich eine kräftig zupackende Hand an Männern besonders zu schätzen. In meiner ganz persönlichen Hitliste männlicher Körperteile liegen die Hände – allerdings nur, wenn sie makellos manikürte Fingernägel haben – ganz vorne, noch vor den Zähnen. Erst auf dem dritten Platz, aber immerhin noch auf einem Medaillenrang, folgt der Schwanz. Und genau der war Thomas' Problem.

Zwar war das, was er in Ruhestellung vorzuweisen hatte, so respektabel wie der ganze Mann. Nur: Von da an gings bergab. Was ich auch mit Händen, Mund oder anderen Körperteilen versuchte, um ihn aufzuwecken, er wurde eher noch kleiner, so als ob er über die Störung verärgert sei und weiterschlafen wolle. Ich konnte es nicht fassen, dass dies der erste Schwanz sein sollte, der meinen Annährungsversuchen widerstand. Bisher hatte ich noch jeden steif bekommen, so wie jede Frau bei mir feucht wurde. Thomas war tatsächlich der erste (und bis zur Stunde einzige) hundertprozentig impotente Mann meines Lebens.

Dass er trotzdem jahrelang meine Dienste in Anspruch genommen hat, werte ich als Kompliment. Dabei hatte er durchaus keine ausgefallenen Wünsche wie so mancher Arzt oder Chinese. Wie Claus war eben auch er ein Pilot und Gentleman. Seine einzige extravagante Perversion war es, mir den rechten Mittelfinger hinten hineinzuschieben, was ich ihm auch nach anfänglichem Zögern erlaubte. Ansonsten war es für ihn das Höchste der Erotik, anderthalb Stunden lang mit mir in der Badewanne zu sitzen, mich zärtlich durchzukneten und mir danach alle Haare am Körper mit einem Rasiermesser abzuschaben. Wer rasiert dir schon die Eier und empfindet dabei nichts als Vatergefühle für dich? Er war ein wundervoller Mann, mein Thomas.

Nie musste ich ihm einen blasen, nie ihm einen mit der Hand herunterholen. Wenn er mich schließlich in der Wanne lange genug durchgeknetet und dabei seinen Mittelfinger befriedigt hatte, trocknete er mich sorgfältig ab. Dann durfte ich mich zum letzten Akt der Nacht auf den Bauch legen, er bemächtigte sich meines Hinterns, den er ungelogen eine Stunde lang streichelte, nichts als streichelte. Mein Blick fiel dabei auf den Stummen Diener im Flur, über dessen Bügel ein Piloten-Jackett mit goldpaspelierten Schulterklappen hing, und dann auf den Pilotenkoffer davor. Nie war ich stolzer auf mich als in solchen Momenten.

Um Punkt 6 Uhr in der Frühe hatte Thomas dieses Jackett wieder übergestreift und den Koffer in die Hand genommen, dann fiel die Tür hinter ihm ins Schloss, wieder hatte er den Flugplan auf die Minute genau eingehalten. Pünktlichkeit, behauptete meine Großmutter immer, ist die Höflichkeit der Könige. Sie hatte recht.

DREIZEHNTES KAPITEL

DAS ENDE MEINER CALLBOY-KARRIERE

An einem verregneten Spätnachmittag im November, draußen war es schon fast dunkel, wachte ich aus meinem komatösen Schlaf auf und fühlte mich elend an Leib und Seele. Instinktiv griff ich mir zwischen die Beine und versuchte mich mit ein paar Handgriffen, wie sie jedem Mann vertraut sind, wachzurütteln. Doch mitten in diese vergebliche Liebesmüh hinein schossen mir drei Worte durch den benebelten Kopf: »Jetzt ist Schluss.«

In irgendeinem Lied, an das ich mich aus Herberts Zeiten erinnere, heißt es über den November: »Zum Abschiednehmen just das rechte Wetter.« Genauso war mir zumute, während ich in meinem Bett lag und sich nichts, aber auch gar nichts regen wollte außer meiner linken Hand (ich nehme dazu immer die linke). Abschiednehmen, das war's.

Ich hatte genug von diesem einsamen und mechanischen Vormichhinleben zwischen Betten, Bars und Boutiquen. Nach knapp sieben Jahren als Callboy war ich am Ende der Sackgasse angelangt. Jetzt gab es für mich kein Zurück mehr, kein heimliches Davonstehlen aus der Szene, es blieb mir nur der Weg nach vorn, mit dem Kopf durch die Wand – so, wie ich es in schier aussichtslosen Situationen immer tue.

Was war das denn für ein Leben gewesen, das ich die ganze Zeit gelebt hatte? Konnte man das überhaupt »Leben« nennen? Und was war mir davon geblieben? Gut, meine elegante Dreizimmer-Wohnung war vollgepackt mit der raffiniertesten Elektronik und den edelsten Designer-Klamotten, ich hatte in den besten Kreisen des Landes verkehrt – verkehrt im wahrsten Sinne des Wortes –, hatte mir von Politikern, Wirtschaftskapitänen, Fußballstars und Film-Größen einen blasen lassen und war doch trotz dieser vermeintlichen Intimität immer draußen vor der Tür geblieben.

Nie hatte ich in all den Jahren die Chance gehabt, mich zu verlieben, weil ich für diese Spitzen der Gesellschaft, für die sie sich hielten, nichts anderes gewesen war als ein sexueller Dienstleister. Mein Körper und ihr eigener Orgasmus – das war das Einzige, wofür sie zu zahlen bereit waren. Irgendwelche zärtlichen Gesten für den Domestiken, ein Kuss womöglich, waren im Preis nicht mit inbegriffen. In diesen Kreisen wird scharf gerechnet, wenn es um den eigenen Vorteil geht.

Wer Woche für Woche einer derartigen Menschenverachtung ausgesetzt ist, der beginnt irgendwann dieses zynische Spiel mitzuspielen. Für den wird der Geschlechtsverkehr so banal wie das tägliche Zähneputzen, das man geistesabwesend verrichtet, Hauptsache, dass einem die Zahnpasta nicht zu früh aus dem Mundwinkel tropft. Funktionieren ist alles, was der Callboy muss, und sei es nur sein Schwanz, denn wenn ihm der nicht mehr steht, ist kein Staat mehr mit ihm zu machen, dann ist er draußen aus dem Geschäft mit der High Society.

Und so kam es, dass ich zwar nach wie vor funktionierte wie eine gut geölte Sexmaschine, es dabei aber verlernte, mich fallen zu lassen und mich bedingungslos dem jeweiligen Partner hinzugeben. Die einzige Hingabe, zu der ich noch fähig war, gönnte ich jenen beiden Damen, die unerschütterlich zu mir hielten: meiner lieben Frau Faust in der Fünffingergasse und der guten alten Witwe Clicquot aus Reims im Champagnerland.

Da ich aber zum Glück weder kokste noch kiffte, ich also noch nicht so schlimm verpeilt war, dass mein inneres Warnsystem ausfiel, beschloss ich an jenem trüben Novemberabend: Ich steige aus, koste es, was es wolle. Meine Schulden aus der finsteren Zeit mit dem Juwelierstöchterchen Sabine hatte ich abbezahlt und auf der hohen Kante lag genug Geld, um während der nächsten Monate über die Runden zu kommen. Nur: Ein Vermögen, von dessen Zinsen ich hätte leben können, besaß ich nicht. Und genau ein solches Vermögen war es gewesen, das meine Agentin Vanessa im Auge gehabt hatte, als sie den nächsten Schritt meiner Callboy-Karriere für mich plante.

Deshalb war sie auch fassungslos, als ich sie am nächsten Tag anrief und ihr mitteilte: »Ich steige aus, Vanessa, ein für alle Mal und zwar sofort. Nicht nur bei dir, sondern überhaupt.«

»Nichts da, Steve, das kannst du vergessen. Kein Mann steigt aus, wenn er unmittelbar vor dem Höhepunkt steht. Jetzt habe ich dich so weit, dass du ein absoluter Top-Escort bist. Ab sofort vermittle ich dich nur noch an Leute, die nicht bloß in Millionen, sondern in Milliarden denken. In diesen Kreisen ist die Luft so dünn, dass die sich nur noch von Männern bedienen lassen. Und du bist genau der Typ Mann, vor dem sich dort oben alle Türen öffnen.«

»Vanessa, du verstehst mich nicht. Ich will nie mehr in Räume hineinschauen, vor denen solche Türen sind. Und erst recht nicht will ich durch diese Türen treten, um immer wieder den hinzuhalten, den ich jetzt fast sieben Jahre hingehalten habe.«

»Fast 7 Jahre, mein lieber Steve, nur fast. In meinem Kühlschrank liegen sieben Flaschen Veuve Clicquot, die ich dir im nächsten Monat zu deinem siebenjährigen Jubiläum vorbeigebracht hätte. Willst du dir nicht wenigstens noch die siebte Flasche verdienen?«

Das Angebot war zu verlockend, als dass ich es hätte ablehnen können. Immerhin gelang es mir, einen für beide Seiten annehmbaren Kompromiss mit ihr auszuhandeln. Ich würde den letzten Termin, den sie schon vor zwei Wochen für mich vereinbart hatte, doch noch wahrnehmen, dafür wollten Vanessa und ich die siebte Flasche gemeinsam zum Abschied von meinem Callboy-Leben leeren und dann in Frieden und Freundschaft auseinandergehen.

Meine fristlose Kündigung, die sie als eine persönliche Niederlage empfand, hatte sie so tief in ihrer Berufsehre gekränkt, dass eine Versöhnung das Gebot der inneren Hygiene war. Schließlich war sie Jahre lang fair, anständig und gut zu mir gewesen, das kann ich sonst von niemand in dieser verhurten Branche behaupten.

Um meinem Vorsatz treu zu bleiben, ab sofort nie wieder Geld für Sex zu nehmen, würde ich den allerletzten Kunden meiner Laufbahn – meinen geliebten Fußballer Sebastian – honorarfrei bedienen, doch das brauchte Vanessa nicht zu wissen. Vielleicht erfährt sie es ja eines Tages, wenn ihr mein Buch in die Hände fällt, doch inzwischen sind alle Forderungen dieser Art verjährt. Noch eine Nummer in Vanessas Diensten, dann war ich frei.

Es war der perfekte Übergang vom beruflichen in den nur noch privaten Sex. Was wir im Einzelnen miteinander trieben in jener langen Nacht, weiß ich heute nicht mehr, vermutlich war es das Übliche. Ich habe es auch versäumt, diese geschäftlichen Details in meinem Tagebuch festzuhalten, wie ich es sonst immer tat, um die erotischen Spezialitäten der Kundschaft nicht durcheinanderzubringen.

Woran ich mich aber noch heute erinnere, ist, dass Sebastian seine Keule noch behutsamer einsetzte als sonst, dass er, um es im Fußballer-Jargon zu formulieren, seine Freistöße so gefühlvoll wie David Beckham trat und nicht so brachial wie »Hammer« Juskowiak, einem sprichwörtlich harten deutschen Verteidiger aus den Fünfzigern, den Sebastian immer im

Mund führte. Und als wir uns in den frühen Morgenstunden aus der Umarmung lösten, hatte er all das Gift, das während dieser sieben Jahre in mich hineingespritzt worden war, aus mir herausgesaugt, zumindest empfand ich das so beim Abschied. Nicht auszudenken, wenn die Fettnudel Sepp mein letzter Kunde gewesen wäre.

Am nächsten Tag rief ich meinen Vermieter an und kündigte fristlos die Wohnung; als Begründung erzählte ich ihm, dass ich ins Ausland umziehen müsse, was nicht einmal gelogen war, weil es ein mir bislang vollständig unbekannter Boden sein würde, auf dem ich mich zukünftig bewegen wollte. Dann brachte ich mein Schwarzes Buch, das intime Tagebuch meiner Callboy-Jahre, zum Anwalt, der es noch heute in seinem Safe aufbewahrt.

Das ist zwar keine Lebensversicherung, aber wenn eines Tages meine Leiche unter geheimnisvollen Umständen gefunden werden sollte, weil sich jemand auf diesen Seiten hier wiederzuerkennen glaubte, hätte die Polizei es leichter, den Täterkreis einzugrenzen. Denn zu dem Tagebuch im Panzerschrank gehört eine vollständige Liste aller meiner Promi-Kunden aus Politik, Wirtschaft, Kultur und Sport, mitsamt ihren »wirklichen« Namen und der detaillierten Darstellung jeder ihrer Neigungen, ein wahre Enzyklopädie aller menschlichen Perversionen. Der Vorgeschmack auf diesen Skandal, der das ganze Land erschüttern würde, nimmt mir ein wenig die Angst vor dem Tod.

Danach hieß es klar Schiff machen, als Erstes ging meine ganze Elektronik über Bord. Die superteure Stereoanlage, die ich immer nur bis zu einem Drittel ihrer Möglichkeiten hatte aufdrehen können, der Fernseher, wie es keinen größeren und besseren auf dem Markt gab, die Videokamera und die Spiegelreflexkamera, allesamt Statussymbole eines Luxus-

Callboys, schenkte ich meinem sprachlosen Nachbarn. Den gesamten Goldschmuck, die silbernen Panzerketten und meine geliebte, mit Brillanten besetzte Armbanduhr, alles verschleuderte ich für eine fünfstellige Summe an einen Juwelier, ohne mich darum zu kümmern, dass ich von dem »Ehrenmann« gnadenlos über den Tisch gezogen wurde.

Blieb noch die Entsorgung meiner Garderobe, die allein schon ein ganzes Zimmer gefüllt hatte: maßgeschneiderte Joop-Anzüge, Hugo-Boss-Hemden und ganze Berge von Yves-Saint-Laurent-Socken, weil es die einzigen waren, in denen ich nicht schwitzte. Das alles packte ich auf einen eigens angemieteten Anhänger, ließ ihn von einer Freundin zu einer abgelegenen Stelle unseres Flusses fahren – dort, wo im Sommer die Schwulen der Stadt ihre FKK-Spielchen treiben – und errichtete den Scheiterhaufen meiner Vergangenheit.

Den mannshohen Stapel aus Designerklamotten übergoss ich mit Benzin und setzte das Ganze mit einem Zippo-Feuerzeug von Harley-Davidson in Brand. Da stand ich nun, trank fast eine ganze Flasche Veuve Clicquot, starrte ins Feuer und verfolgte wie einst Peter Ustinovs Nero über dem brennenden Rom, wie die Flammen meinen Besitz verzehrten. Mit offenem Mund stand die Freundin daneben und konnte immer nur murmeln: »Du bist irre, Steve, ganz einfach nur irre«, während ich die Champagner-Neige in die Asche meiner Callboy-Karriere goss. Dann fuhr sie mich zurück in meine leere Wohnung.

Als unvergesslichste Erinnerung an jenen Tag ist mir jedoch merkwürdigerweise nicht das Brandopfer am Fluss geblieben, sondern die Selbstlosigkeit, mit der mich die Freundin aus meiner Depression herauszulocken versuchte. Kaum zu Hause angekommen, schob sie sich ihre Jeans über die Hüften und fragte: »Hast du Lust, meinen neuen Intimschmuck zu sehen?«

Und als ob sie sich vor einem Nein fürchten würde, zog sie schnell auch noch das Höschen herunter und entblößte ihre vollständig rasierten Schamlippen und die beiden Ringe, die daran hingen.

Ich schwöre, ich habe nie im Leben eine schönere Möse gesehen. Jedes Mädchen und jede reife Frau hätten stolz darauf sein können, so üppig, so knackig und gleichzeitig so offen, wie sie mich von dort unten her anschaute. Doch weil die Besitzerin dieses Juwels mein Zögern, es noch näher in Augenschein zu nehmen, irrtümlich als Zurückweisung deutete, zog sie mit einem schnippischen »Ach so, du bist ja schwul« den Slip und die Jeans wieder hoch, der Moment der Verzauberung war ungenutzt verstrichen. Es sollte nicht nur die schönste, sondern auch die letzte Möse meines Lebens gewesen sein.

Tags darauf begann meine planlose Reise durch Deutschlands Provinzen. Ich ließ mich von einer Stadt in die nächste treiben, ging in irgendeinem 5-Sterne-Luxus-Hotel todunglücklich zu Bett und stand am nächsten Mittag todunglücklich wieder auf. Bis ich mir in irgendeiner dieser gesichtslosen Städte ein Zimmer mietete, es mit meiner Matratze und einer leeren Bierkiste möblierte, auf die ich meinen winzigen Sony-Tischfernseher stellen konnte, und ich bei der nächsten Jet-Tankstelle einen Sechserkarton Champagner kaufte. Danach war ich reif für einen 16-stündigen Schlaf.

Wochenlang pendelte ich zwischen meinem Bett und der Tankstelle, deren Champagner-Umsatz ich in ungeahnte Höhen trieb, hin und her. Und genau an jenem Tag, da ich mir zum ersten Mal Sorgen über meine Geldreserven machte, sprach mich an der Tankstelle ein gepflegter Mittvierziger aus der Medienbranche an und beglückwünschte mich zu meinem guten Geschmack, weil ich gerade mal wieder einen Karton

Veuve Clicquot im Arm hielt. Ein Wort gab das andere, er lud mich in seine Firma ein, wo er meine Begabung und Kreativität erkannte und mir den ersten Auftrag in einem bürgerlichen Beruf vermittelte.

Heute bin ich Unternehmer, verdiene zwar keine Reichtümer, kann mir aber jederzeit einen Urlaub auf den Kanaren leisten, wann immer ich Lust dazu habe. Ich trage Hemden und Polo-Shirts von Hennes & Mauritz, fahre einen BMW der 1er-Klasse, bezahle pünktlich alle Rechnungen und führe auch sonst ein solides Leben ohne jede Extravaganz. Und in meinen zwischenmenschlichen Beziehungen bin ich die Treue in Person. Knapp sieben Jahre lang war ich meinem Lebensfährten treu, seit der Trennung von ihm lebe ich in einem sehr eigenartigen Verhältnis zur Sexualität. Ich bin sehr wählerisch geworden, kaum ein Mann ist in der Lage mich ernsthaft zu begeistern, geschweige denn mein Herz zu gewinnen. Für ein Abenteuer mit diesem ganzen menschlichen Müll der Schwulenszene, mit einer dieser vielen oberflächlichen Schwuchteln, die ihren Schwanz in jedes männliche Loch stecken, wenn man sie nur lässt, bin ich mir zu schade, die Fettnudel-Zeiten sind für mich längst vorüber und vorbei.

Eine noch größere Auswahl hätte ich in der Frauenwelt, alle Altersklassen überbieten sich geradezu, mich anzubaggern, doch dieser Weg ist mir erst recht verbaut. Es ist eine himmelschreiende Ungerechtigkeit und eine Vergeudung von erotischem Potenzial sondergleichen, dass ausgerechnet einer wie ich homosexuell sein muss – so sehr ich das auch im Allgemeinen genieße.

Nach meiner ersten Begegnung mit dem Mann aus der Medienwelt war an sexuelle Abenteuer ohnehin nicht mehr zu denken, denn so bedingungslos, wie ich es immer mache, stürzte ich mich auch in diesen neuen Beruf. Hinzu kam, dass ich eine Wohnung gefunden hatte, die es einzurichten galt. Blieben gerade noch zwei Stunden täglich Zeit, »dem Muskel Bewegung zu verschaffen«, wie es in einem Roman von Harold Robbins ein Mädchen ihrem Stiefbruder rät, bevor sie ihn zum Inzest verführt.

Doch dann, nach einem halben Jahr zwischenmenschlicher Enthaltsamkeit, setzte ich mich aus einer Champagnerlaune heraus vor den Computer, schlug im Internet die Homoseiten auf und sah mich um, was der Markt zu bieten hatte. Zuerst war es wie immer: all die üblichen braungebrannten Bodybuilder-Typen mit leerem Gesicht und voller Badehose, wie ich sie nie wieder in meinem Bett haben wollte. Und plötzlich, zwischen dieser ganzen Schwulen-Konfektion von der Stange, zwischen all diesen Dummficks und Hohlköpfen, ein richtiges Gesicht, ein warmherziges Lächeln um die Augen eines Mannes, von dem ich sofort in den Arm genommen werden wollte. Das war er. Wenn es stimmt, dass es für jeden Topf einen Deckel gibt, dann war er die Maßanfertigung für den Wok, der ich war.

Es folgte das übliche Spielchen über Tage und Wochen hinweg: Mal antwortete der eine nicht, mal schwieg der andere. Irgendwann tauschten wir Telefonnummern aus, ich rief kurz entschlossen bei ihm zu Hause an und hatte Schmetterlinge im Bauch, sobald ich seine Stimme hörte. Instinktiv erkannte ich, dass hier einer war, bei dem nicht immer nur ich der Starke sein musste, sondern der mich in die Arme nahm und schwach sein ließ, wann immer ich es brauchte. Und ich brauchte es oft, das hatte vor ihm nur keiner erkannt.

Zum ersten Mal von Angesicht zu Angesicht sahen wir uns bei der Verabredung an einer Autobahnraststätte in der Nähe seines Heimatorts. Sein Gesicht und seine Stimme waren identisch: warm, liebevoll und wenn er lächelte, lächelte auch ich. Er war MEIN »Richard Gere«, sah aus wie »Agassi« und besaß eine Ausstrahlung wie »Tom Selleck im Kleinformat«, ich bekam sofort weiche Knie. Zwar verbrachten wir das ganze Wochenende zusammen in seiner Wohnung, doch in keiner dieser beiden Nächte hatten wir Sex miteinander. Wir ließen es behutsam angehen.

Sexuell brauchten wir ohnehin eine lange Anlaufzeit, ehe es beiden Vergnügen bereitete. Das lag in allererster Linie an mir, in dem noch immer die Dienstleistungsmentalität des Callboys steckte. Wie lange hatte ich nicht mehr eine Nummer mit einem Menschen geschoben, den ich liebte – manchmal fürchtete ich sogar, ich hätte es verlernt. Deshalb beging ich auch immer wieder den Anfängerfehler, ihn zu fragen, kaum dass er fertig war: »Hat es bei dir gepasst, war es auch schön für dich?« Doch auch das brachte er mir im Lauf der Zeit bei, dass es keinen eingesprungenen Rittberger vom Kronleuchter herab brauchte, um ihn zufriedenzustellen.

Fast sieben Jahre schliefen wir miteinander im selben Bett, so lange, wie ich zuvor in meinem Callboy-Job gearbeitet hatte. Dann sorgte mein unausgeglichenes Temperament dafür, dass wir uns auseinanderlebten. Sechs Monate lang, wenn nicht gar acht, hatten wir keinen Sex mehr miteinander. In Momenten, da ich diese Enthaltsamkeit nicht mehr aushielt, konnte es passieren, dass ich ihn hysterisch anschrie: »Du bist nicht besser als meine Freier. Einen Schwanz in jedes Loch, mehr willst du doch nicht.« Wenn ich auf Dauer keinen Sex bekomme, werde ich zickig.

Beim letzten Jahreswechsel, den wir gemeinsam verbrachten, war die Atmosphäre derart unterkühlt, dass wir beide wussten: Hier ist nichts mehr zu retten. Trotzdem traf es mich wie ein

Keulenschlag, als er mir wenige Tage später erklärte: »Ich ziehe hier aus, ich war bereits beim Makler.« An einem Sonntag im Januar hörte ich im Halbschlaf einen LKW vorfahren, der die letzten Habseligkeiten meines Freundes abtransportierte. Ich wartete noch, bis er die Tür hinter sich zugezogen hatte. Erst dann stand ich auf, ging wie früher zur Tankstelle und zog mir dann drei Flaschen der Witwe hintereinander hinein. Vorher hatte ich noch seine Abschieds-SMS gelesen: »Schlüssel liegen auf der Treppe, pass auf Dich auf!« Doch dazu war ich jetzt nicht mehr in der Lage. Ich stürzte ab.

So tief stürzte ich hinab in das Loch, das ich mir selber gegraben hatte, dass es erst des Machtworts eines anderen Freundes bedurfte, um mich wachzurütteln. Als dieser Freund eines Tages unangemeldet vor meiner Tür stand und ich ihn in die Küche mit dem ganzen Leergut führte, verschlug es ihm fast die Sprache: »So viel, wie du in ein paar Tagen säufst, saufe ich in zehn Jahren nicht.«

Und als Nächstes: »Das Einzige, was dir jetzt noch helfen kann, ist eine Therapie.« Dann drückte er mir die Nummer einer Gesprächstherapeutin in die Hand und zwang mich, sofort bei ihr anzurufen.

Das hat mir das Leben gerettet. Knapp drei Monate lang zog mich dieses Wunder von Frau, eine etwa 50-jährige Psychologin, Schrittchen für Schrittchen aus meinem Schlamassel wieder heraus. Beharrlich und sanft hat sie mich ins Leben zurückgeholt. Nach unserem letzten Termin reichte sie mir die Hand und gratulierte mir: »Ich denke, jetzt sind Sie so weit, dass Sie nicht mehr Schiffbruch erleiden. Das Entscheidende war, dass Sie die Kraft hatten, den ersten Schritt zu unternehmen und von sich aus Hilfe in Anspruch zu nehmen.«

Und dann, mit einem Lächeln, wie ich noch nie eine Frau habe lächeln sehen: »Sie sind wieder ein kerngesunder Mensch. Keine Krankenkasse der Welt würde jetzt noch auch nur einen Pfennig für Ihre Behandlung bezahlen, das wäre zum Fenster hinausgeworfenes Geld.« Ich war als geheilt entlassen und stand wieder fest auf den eigenen Füßen.

Mein Freund und ich: Am Anfang des Buches waren wir noch glücklich zusammen. Jetzt, wo das Buch fertig ist, sind wir es nicht mehr. So ist das Leben. Die nächsten sieben Jahre, was immer sie mir an Höhepunkten und Tiefschlägen bringen werden, können beginnen.

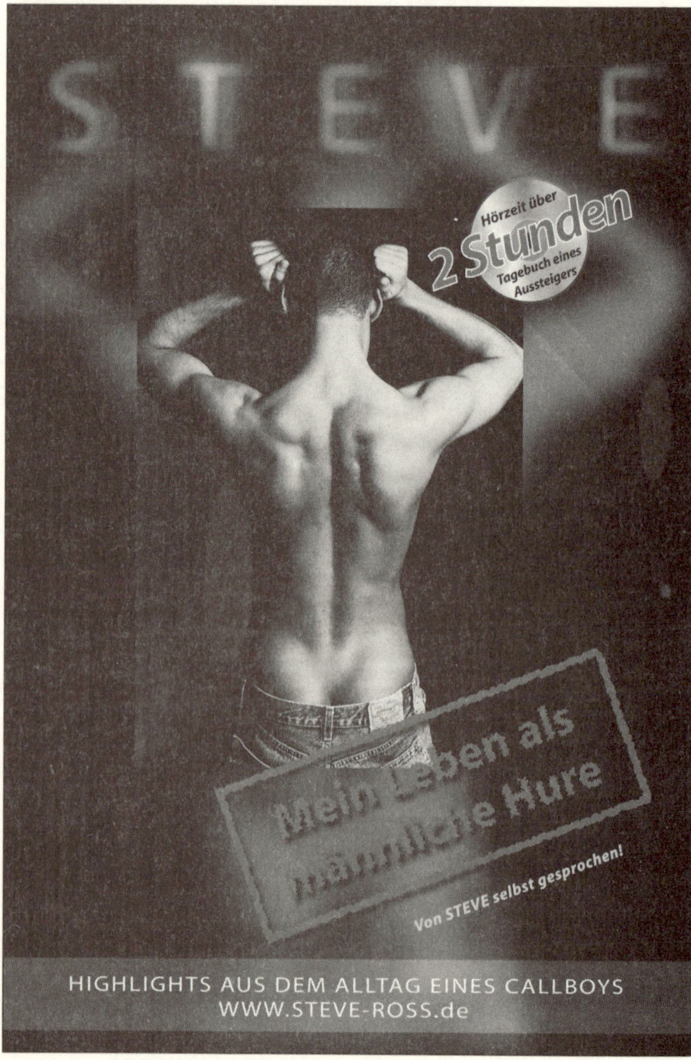
STEVE
Hörzeit über
2 Stunden
Tagebuch eines
Aussteigers
Mein Leben als
männliche Hure
Von STEVE selbst gesprochen!
HIGHLIGHTS AUS DEM ALLTAG EINES CALLBOYS
WWW.STEVE-ROSS.de

SCHWARZKOPF & SCHWARZKOPF

MEIN LUSTVOLLES LEBEN

WAHRE UND EROTISCHE GESCHICHTEN AUS EINEM SWINGERCLUB, ERZÄHLT VON SIEBEN FRAUEN

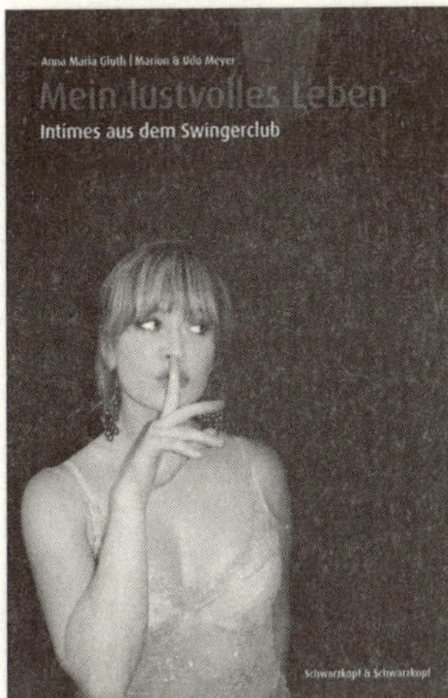

»In ›Mein lustvolles Leben‹ beschreibt Anna Maria Gluth frech und frivol Geschichten und Anekdoten aus dem Swingerclub.« BZ

ANNA MARIA GLUTH UND
MARION & UDO MEYER
MEIN LUSTVOLLES LEBEN
INTIMES AUS DEM SWINGERCLUB
192 Seiten, Taschenbuch
ISBN 978-3-89602-803-7
9,90 EUR (D)

Treffpunkt Swingerclub: Über zwanzig Jahre gibt es ihn nun schon – der Erfolg spricht für Marions Pärchenclub in einer deutschen Großstadt. Hier und in den immer zahlreicher werdenden Swingerclubs treffen sich die, die ungehemmt und ganz unter sich ihre sexuellen Fantasien ausleben wollen, sei es einfacher Partnertausch, Sex mit mehreren Männern oder/und Frauen oder einfach nur der Spaß, seinen eigenen Exhibitionismus oder Voyeurismus ausleben zu können.

Unerschöpflich scheint der Fundus an Geschichten über die verschiedensten Neigungen, die exzentrischsten Fantasien und Wünsche und vieles mehr. Die Damen verraten zahlreiche, oft erstaunliche Wege zum Orgasmus und geben so spannende wie außergewöhnliche Anekdoten aus dem Swingerleben preis.

»Marions Pärchenclub ist der Renner und das seit 21 Jahren. Die Chefin hat deshalb zum Geburtstag die sechs lebenslustigsten ihrer weiblichen Stammkunden zum erotischen Talk geladen. Die Damen sprechen ohne Tabus, unter anderem über den Reiz, mehrere Männer gleichzeitig zu beschäftigen.« Penthouse

»Anna M. Gluth hat für ihr Buch den Swingerclub ›Roter Salon‹ des Hamburger Pärchens Marion & Udo Meyer aufgesucht, die zum 21. Geburtstag des Etablissements die sechs treuesten und genussfreudigsten weiblichen Kunden eingeladen haben. Jede Einzelne weiß viele Geschichten über aufregende und bizarre Nächte zu erzählen. So erzählen die Damen von ihren Vorlieben, sexuellen Träumen und Stimmungen.« re.flect

WWW.SCHWARZKOPF-SCHWARZKOPF.DE

SCHWARZKOPF & SCHWARZKOPF

MÄNNER-ROULETTE

DIE FORTSETZUNG DES BESTSELLERS »DAS ERSTE MAL UND IMMER WIEDER«: BEWEGEND, FESSELND UND EROTISCH.

Männer-Roulette ist die Fortsetzung des Bestsellers »Das erste Mal und immer wieder«. Mit der ihr eigenen unkonventionellen Art und ihrer mitreißenden Lebenslust schildert Lisa Moos ihr Leben nach der Prostitution und ihre Suche nach Liebe.

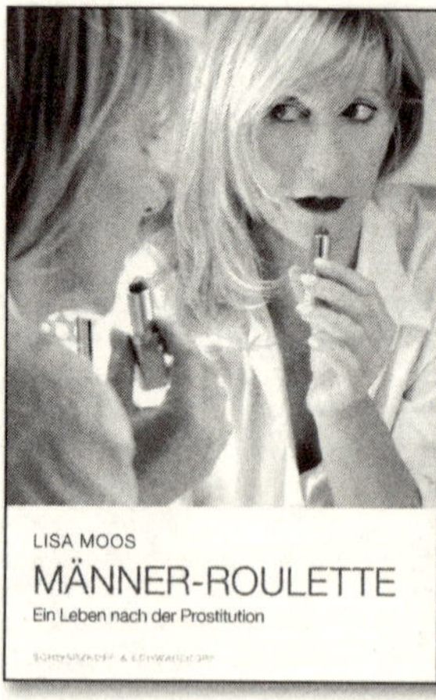

LISA MOOS
MÄNNER-ROULETTE
EIN LEBEN NACH DER PROSTITUTION
272 Seiten, Broschur
ISBN 978-3-89602-689-7
12,90 EUR (D)

Lisa Moos hat alle Spielarten der Leidenschaft erfahren, Perversion, Erniedrigung, aber auch Freundschaft, Hoffnung und Liebe in einer Welt, die ihren eigenen Regeln und Gesetzen folgt. Der großen Liebe wegen will sie all das endlich hinter sich lassen. Doch der Weg in eine unauffällige, bürgerliche Existenz erweist sich als schwierig.

Trost sucht Lisa bei einem gut aussehenden Geschäftsmann, der sich jedoch als gesuchter Betrüger entpuppt. Zahllose kurze, aber heftige Affären folgen, doch sie sind alle zum Scheitern verurteilt. Auch finanzielle Sorgen belasten Lisa. Kann sie den gesellschaftlichen Anforderungen gerecht werden, und möchte sie das überhaupt?

»Männer-Roulette« ist die Fortsetzung der mitreißenden und spannenden Autobiografie einer Frau, die ihr Leben von Grund auf ändern will. Einfühlsam schildert Lisa Moos das Zerbrechen der Liebe, in die sie so große Hoffnung gesetzt hatte, Absturz und Überlebenskampf in einer Gesellschaft, deren heuchlerische Moral keinen Makel im Lebenslauf duldet und jeden Fehltritt mit Ausgrenzung bestraft.

»Lisa Moos, die mittlerweile mit ihrem Sohn auf Mallorca lebt, schildert den mühsamen Weg in eine normale, bürgerliche, ›unauffällige‹ Existenz. Sie erzählt von neuen Liebschaften mit Playboys und Hochstaplern, berichtet von Blind Dates und lässt den Leser an persönlichen Schicksalsschlägen und der Suche nach dem Traumprinz teilhaben: Die mit Spannung erwartete Fortsetzung!« *Blick Göttingen*

WWW.SCHWARZKOPF-SCHWARZKOPF.DE

DIE AUTOREN

Steve Ross wurde 1975 in Jesolo, Italien geboren. Kaum volljährig, arbeitete er aus anfänglicher Geldnot knapp 7 Jahre als männliche Hure für Frauen und Männer. Erst nach vielen Jahren war es ihm möglich über seine Vergangenheit eingehend zu berichten und einige Tabu-Themen öffentlich zu thematisieren. Er lebt heute allein und sehr zurückgezogen auf dem Lande, in einer bäuerlichen Provinz und arbeitet wie hunderttausende Menschen auch, in einem bürgerlichen Beruf.

Anna Maria Gluth, geboren und aufgewachsen in Köln, studierte Literaturwissenschaften in Hamburg und an der Sorbonne. Sie arbeitet als Lektorin und Übersetzerin und lebt heute in Hamburg-Altona. Sie veröffentlichte bei Schwarzkopf & Schwarzkopf bereits *Mein lustvolles Leben – Intimes aus dem Swingerclub*.

Steve Ross & Anna Maria Gluth
CALLBOY STEVE
Die Autobiographie einer männlichen Hure

ISBN 978-3-89602-840-2

KATALOG
Wir senden Ihnen gern kostenlos unseren Katalog.
Schwarzkopf & Schwarzkopf Verlag | Abteilung Service
Kastanienallee 32, 10435 Berlin
Telefon: 030 – 44 33 63 00 | Fax: 030 – 44 33 63 044

INTERNET | E-MAIL
www.schwarzkopf-schwarzkopf.de
info@schwarzkopf-schwarzkopf.de